JN000394

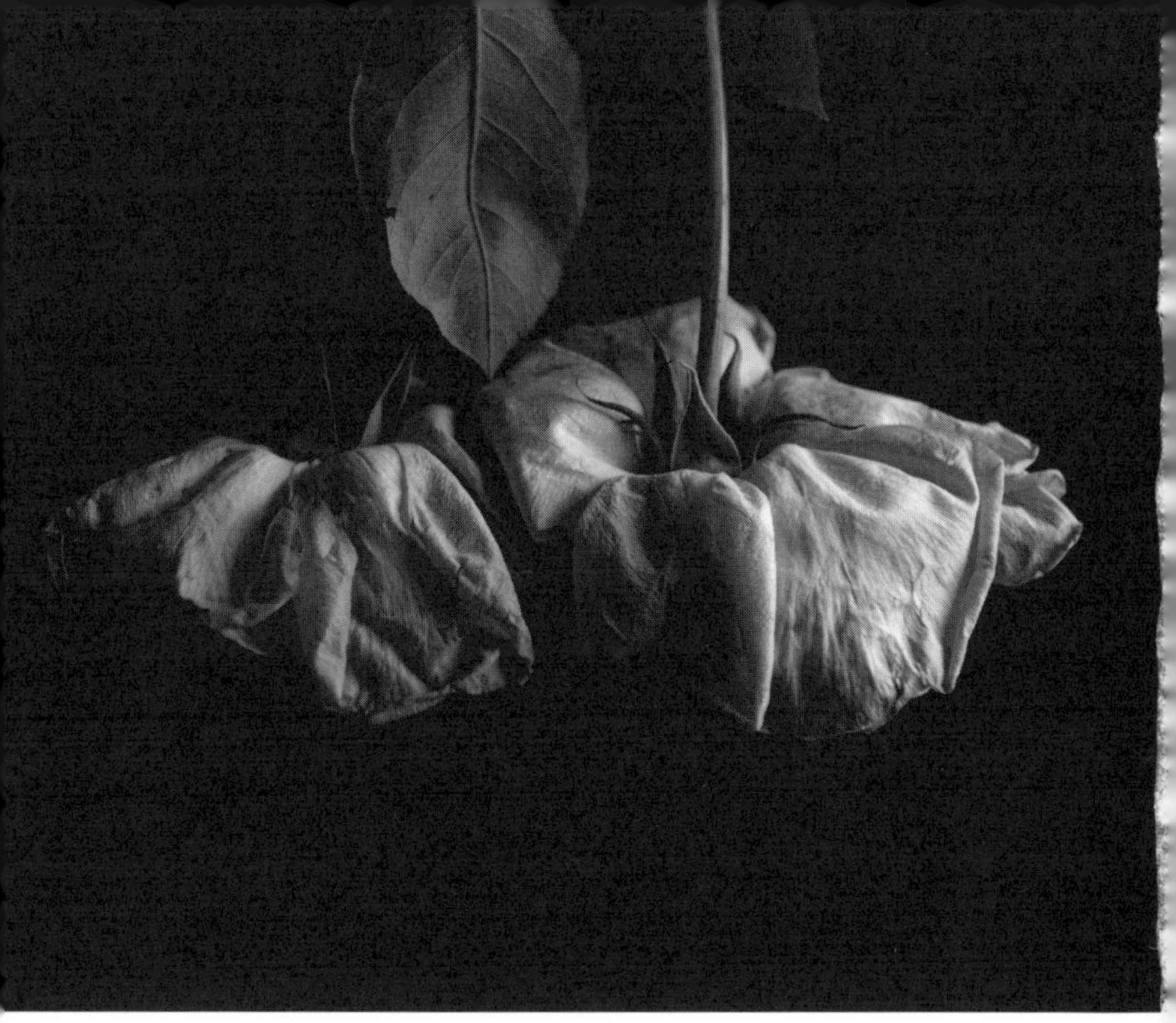

いたみを抱えた人の話を聞く

近藤雄生
聞き手　岸本寛史

創元社

はじめに

三〇年以上遡る一九九一年のこと。

春に京都大学医学部を卒業したばかりの新人医師が、六月に京都大学病院で研修を始めました。その医師がまず受け持つことになったのが、石山さん（仮名）という七〇代の男性でした。

石山さんは、食事中に誤嚥（ごえん）して食べたものが喉に詰まり、そのまま心肺停止となりました。すぐに救命処置がなされたものの意識は戻らず、人工呼吸器によりかろうじて生命をつないでいるという状態に至ります。その数日後に、医師は石山さんの主治医となりました。

医師にできることは限られていました。血圧や尿量の測定、採血をして血液データをチェックし、点滴の内容や人工呼吸器の設定を調節すること、そして、人工呼吸のために気管に挿入されている管から痰（たん）を取ることくらいでした。

しかしその若き医師は考えました。せめて「そばにいる」ことくらいはしたいと。

人工呼吸器につながれた石山さんは意識がなく、話をしたりできるわけではありません。それでも、ただ「そばにいる」だけでも、患者とつながれるのではないか。そんな思いがあり、医師は毎日夕方五時くらいに、病室に行きました。人工呼吸器が酸素を送る音と心電図モニターの電子音だけが響くその部屋の中で、五分から一〇分ほど時間を作り、石山さんのそばにいました。椅子に座り、手をさすり、妻や娘さんから聞いた話を思い浮かべ、彼の人生に思いを巡らせる。自分自身も人工呼吸器のリズムに合わせて呼吸をしたり、石山さんの視線の先にある天井の模様を眺めたり。そうして患者に波長を合わせようと試みつつ、ときに声をかけながら、ともに時間を過ごしたのでした。

石山さんは約一カ月後に亡くなります。その間、一度も話を聞くことはできませんでした。しかし医師は、その経験をきっかけに思うようになります。医師という存在にとって何よりも大切なのは、ただひたすら「そばにいる」ことなのだ、と。

身体（からだ）の問題と心の問題は切り離せない

その医師とは、岸本寛史（きしもとのりふみ）氏です。がんを専門とする内科医として京都大学病院などに勤め、現在は、静岡県立総合病院の緩和ケアセンター長／緩和医療科部長を務めています。進行したがん患者など、心身ともに大きな困難を抱えた方たちと日々向き合っています。

岸本氏は学生時代、医学を学ぶとともに、臨床（りんしょう）心理学に興味を持ち、積極的にその研究の現場にも足を運びました。そして、医療に心理療法的な観点を取り入れることが重要だと考えるようになり、実践を重ねてきました。がんなどで苦しむ患者に対して、ただ、身体的な治療を行うのではなく、患者一人ひとりとつながり、その言葉や訴えに耳を傾け、そばにいる。その苦しさを可能な限り受け止めて、それぞれにとって最適な治療や向き合い方を模索してきました。

患者の苦しさや訴えに耳を傾けようという思いは、医師であれば多かれ少なかれ誰でも持っているものかもしれません。しかし、それを診療の現場で実践している医師は決して多くはなさそうです。というのも、身体の問題を扱う医学と心の問題を扱う臨床心理学では、目的も方法論も異なり、両者の観点はときに対立する点や相矛盾する点もあるからです。実際、医療の現場でも、治療の過程で患者に心の問題が生じた場合などは、心の専門家であるカウンセラーや別の精神科医に任せるという考え方が一般的であるようです。

エビデンスからこぼれ落ちるもの

身体の問題と心の問題が切り離されがちなのは、現代の医療において「エビデンス（根拠・証拠）」が重視されることとも関係していると考えられます。医療において、ある治療法が有効かどうかを評価する際に用いられるのが、多数の事例から得たデータを統計学的に解析して得られるエビデンスです。それは理にかなったことではある一方で、あまりにもエビデンスが重視されるようになったことで問題も生じています。それは、簡単にはデータ化できない個々人の事情やそれぞれの感情や内面の問題が考慮の外に置かれがちになることです。結果、身体の問題の解決を目指す際に、心の問題はひとまず考えなくていいものとされるようになっているのです。

しかし実際には、身体の問題と心の問題は、一般に考えられている以上に密接につながっている、と岸本氏は考えます。両者を簡単に切り離すことはできない。データ化できなくとも、患者が語る思いや、医療者がそれをどう受け止めるかは、その人の身体を治療する上で大きな意味を持つ。岸本氏は、医学的観点と臨床心理学的観点の両方を身に付け、かつ臨床を重ねるなかで、その確信を強めてきました。

患者一人ひとり、状況が異なり、経てきた人生も人生観も違う。そのため、どんな治療法がその人にとって最適なのか、その人が求めているものは何なのかは、決してみな同じではない。統計学的に導き出されたエビデンスだけからは見えてこないその部分を、岸本氏は、一人ひとりの話を聞き、そばに寄り添うことから、探り続けてきました。

たとえば現在、苦痛を訴える終末期のがん患者に対しては、鎮静剤によって意識のない眠った状態にするということが広く行われています。結果として、そのまま最期の時を迎える人が多くいます。しかし岸本氏は、鎮静を行うことにはとても慎重な立場です。苦痛を訴えたら鎮静する、のではなく、苦痛の内容を問い、患者のつらさを聞き続けることのなかにこそ、患者のつらさを本当の意味で和らげる道が開けるのではないかと考えるからです。そして、近年の著作の中で、このようにも書いています。

仮に持続的鎮静を行うとしても、苦痛を和らげてくれる緩和的治療を行っているとみなすよりも、力になれなかったことを申し訳なく思い、さらに、鎮静が始まっても息が絶えるまで、意識があるときと同じように傍にいて話を聞いていくという姿勢を持ち続けたいと思う。

（『迷走する緩和ケア』一六一頁）

岸本氏のそのような姿勢に強い共感を覚えたのが、創元社の編集者、内貴麻美さんでした。医師としての岸本氏のあり方を広く伝えたい。彼女はそう思い、そのような一般向けの本を作りたいと考えます。岸本氏のこれまでの著作は、どちらかといえば、医療の専門家に向けたものだからです。そして私、近藤雄生に連絡をくださいました。

早速、岸本氏の著書を読んでみると、私も共感し、想像していた以上に心を打たれました。読んだ著書にはいずれも、実際に岸本氏が受け持った複数の患者さんの、たどった経過や交わされた対話が詳細に記され、分析がなされていました。そのやり取りや患者さんへの視線から浮かんでくる岸本氏の人柄や医師としての視点には、強く惹かれるものがありました。理知的で論理的に物事を考える姿勢をしっかりと持つ一方で、論理では説明できない人の心や、現在の科学の言葉では理解や説明が困難な事象も、決して切り捨てずに考慮する。そしてそのような、自身の理解が及びがたいことの中にもなんらかの意味を見いだそうとするさまは、極めて真っ当に感じられました。冒頭の石山さんに対して「そばにいる」ということを続けたときと同じ姿勢を、その後もずっと持ち続けている医師なんだということが伝わってきました。

実際に岸本氏に会うと、著書から受けた印象とたがわない雰囲気を持った方であるのを感じました。低姿勢で物腰がやわらかく、じっくりと話を聞く。また、確固たる医学的、心理学的知識や経験をもとに理知的に話す一方で、わからないことはわからないと言い、決して大風呂敷は広げない。歩く姿勢などの立ち居振る舞いもどこか、他者への優しさが滲み出るような感じのする方に見えました。

以下、岸本先生と書きますが、そんな岸本先生が何を大切にして、どのような実践をしているかを知ることは、おそらく多くの人にとって、医療のあり方を考える上での重要な視点を得ることにつながるのでないかと感じました。さらに、岸本先生の、患者さんたちに向き合う姿勢、困難な状態にある人の話を聞く姿勢には、誰しもにとって重要な示唆が含まれているように思いました。

そうして、この本において何をテーマにするべきかが、見えてきたのでした。

いたみを抱えた人の話を聞く

それは、「いたみを抱えた人の話をどう聞くか」ということです。

このことについては、私自身、少なからず考えてきました。私はかつて吃音をテーマにしたノンフィクションを書いたのですが、その過程で多くの吃音当事者に話を聞いてきた経験は、まさにこのテーマと向き合い続けることでもあったからです。

吃音、つまり、話すときにどもることは、たとえ周囲からはそれほど大きな問題に見えなくとも、当事者にとっては、ときに、生死にかかわるほど深刻な悩みになります。私自身が当事者であり、長年吃音の悩みを抱え、生き方にも大きな影響が生じたために、そう実感しています。

そして自分と重なる悩みを持っている人たちに話を聞いてきたなかで、自分はどうやって彼らに向き合い、話を聞けばいいのか、ということをたびたび考えてきました。何が正解かはわからないまま、考えたことをなんとか実践に移し、文章にするという作業を行ってきました。

しかしそのような経験を重ねても、こうすればいいんだ、という答えのようなものが見いだせたわけではありません。その後も、さまざまないたみを抱えた人と話すたびに、どうやって話を聞くべきかがわからずに、右往左往してきました。

一方自分自身も、どう生きていけばいいのか、といったことで悩んだり葛藤したりすることが多く、自分の内部にあるいたみについても少なからず自覚的に考えてきました。それゆえに、このテーマであれば、自分が岸本先生の聞き手となり、一冊の本の書き手となることにも意味があると考えられるようになりました。

冒頭の石山さんの事例、岸本先生がそばで手をさすりながら意識のない石山さんに話しかける場面を読んで思い出すのは、二五年前に亡くなった祖母のことです。私が生まれたときからずっと一緒に暮らし、第二の母親的存在であった祖母は、私がまだ大学生だったある日、思いがけない形で突然、死の淵に立つことになりました。その出来事の日に遠方にいた自分は、叔父からの電話で祖母が危篤状態になったことを知り、急遽（きゅうきょ）地元に戻り、病院に駆けつけました。そして、すでに意識はなく、機器につながれた状態でベッドに横たわる祖母と対面することになりました。

表情はなく、かろうじて呼吸だけしている祖母を前に、私はただ茫然（ぼうぜん）としながら手を握り、顔に触れたりしていました。自分が生まれてからそのときまでの二二年間、ずっと自分を見守り続けてくれた存在だっただけに、すぐには実感が持てませんでしたが、その一方で、しかしどこかで、いずれこんな日が来るかもしれないと予想していた面もありました。そのように絡み合った心情で私は、しかし大切な人がまもなく自分の前からいなくなろうとしていることの重大さと大きな悲しみだけは確かに感じながら、祖母にたびたび、何やら話しかけたような記憶があります。

そのときどんなことを話しかけたのか、いまではまったく定かではないものの、岸本先生の、それでもつながろうとする姿勢を知り、そして、ただ「そばにいる」ことの大切さを訴える言葉を読んで、そのときの自分の気持ちも、もしかしたら祖母に届いていたのかもしれないという気がしてきました。

岸本先生は、一見してわかりやすい実績のようなものが多数ある医師、というわけではありません。でもいま、患者を前にしてもパソコンの画面ばかりを見ている医師が多いなか、岸本先生のような医師こそ、社会は必要としているのではないかと感じます。

本書は、岸本先生と私の対話の形で書かれています。

各章、冒頭でまず、その章のテーマや関連する事柄について私なりに考えたことを書いています。そのあとに対話へと入っていきます。岸本先生に私が尋ねていく形で、いたみを抱えた人の話を聞くということについて、そして人が抱えるいたみについて、掘り下げていきたいと考えています。

何か決まった答えがあるわけではありません。ただ私自身、岸本先生の考えや姿勢を知り、対話を重ねることを通じて、いたみについて、死について、さらには自分の弱さについて、さまざまなことを考えるようになりました。そして自分なりの、ある気づきへと至ることになりました。

読者のみなさんにとっても、いまそれぞれの中にある何かについて、新たな光を届ける一冊になっていればと願っています。

目次

第V章 いたみを抱えた人の話を聞くことについて ……151

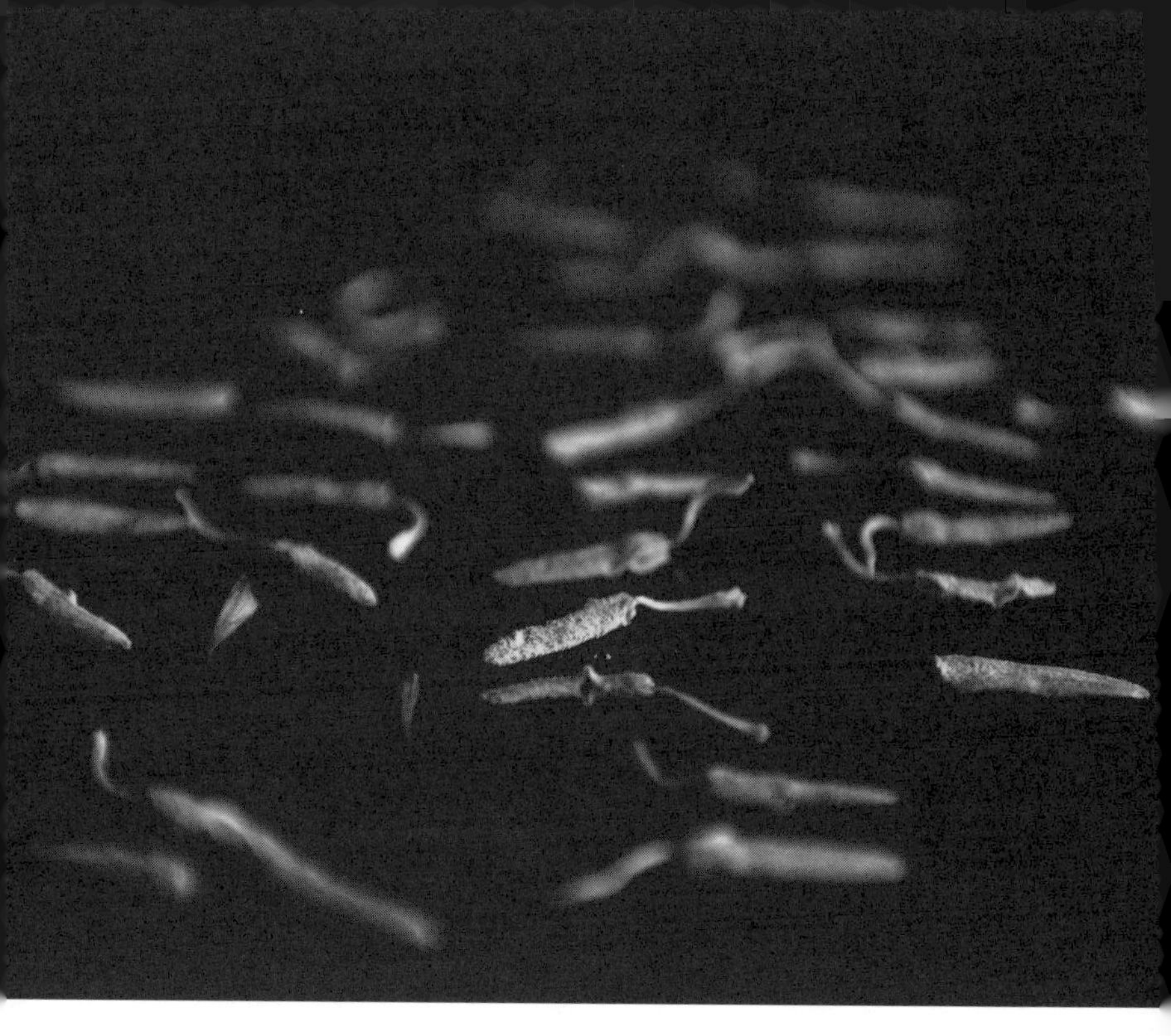

第 I 章

岸本先生はどのように話を聞いてきたか

岸本先生は、がん治療や緩和ケアにおいて自身が担当してきた患者さんについて、病状の詳細な経過や対話の内容を、複数の著書に記しています。

その中でも私にとって特に印象的だった事例の一つを、まずここで紹介します。『迷走する緩和ケア』の中で妙中（たえなか）さん（仮名）として書かれている五〇代の女性のケースです。

妙中さんは、大腸がんを患って手術、しかしその後、転移が判明して抗がん剤治療を受けることになります。痛みをコントロールするための緩和ケア的な治療も始まり、緩和チームの一人として岸本先生はかかわりを持つことになりました。

ちなみに「緩和ケア」は、がんなど、生命を脅かす病気の患者やその家族に対して、身体的、心理的な苦痛を和らげることを目的に行われるケアを指します。死期を意識せざるを得ない終末期の患者に対するものとも考えられがちですが、現状では、がんと診断されたときから受けるのがいいとされ、必ずしも死と直結するものではありません。その点については、また追って詳しく触れます。

さて、妙中さんは、痛みがあってもほとんど医療用麻薬（オピオイド）は使わずに、痛みと戦いながら入退院を繰り返して治療を続けます。その一方、彼女自身は、周囲に困っている人がいれば進んで助けに行くような人で、入院中も多くの患者の話し相手になっていました。

病院で知り合った仲間が緩和病棟に移ったと聞けばそちらに見舞いに出向き、亡くなったときには見送りにも立ち会い、葬式や四十九日にも顔を出す。また自宅では、近所の人たちを招いて食事会を開いたり、隣家の庭木の剪定(せんてい)をしてあげたりもするなど、多くの人とかかわりながら、忙しくされていたそうです。

そのような生活を持ちながら一年ほど治療を続けたあとに、妙中さんが外来で治療に訪れたときのこと。岸本先生が診察を担当し、話を聞くと、彼女は、自身の内面を深く語り出しました。岸本先生はいつものように、メモは取らずに耳を傾け、診察後に記憶を元に彼女との対話を書き起こします。その内容が、同書の中に掲載されています。少し長いですが、岸本先生が実際にどれくらいの長さの話を聞き、あとから書き起こすことがあるのかを知ってもらう意味も込めて、以下に引用します。


「調子はいかがですか?」「退院して、オキシコンチン(引用者注：医療用麻薬の一種。次の「オキノーム」も同様)は飲みませんでした。オキノームも使っていません。夜は家では自分なりの過ごし方があって、何とか過ごせています。朝起きて、胃薬を飲んでしばらくしてからロキソニンを飲んで、そうしたら何とか動けるくらいには痛みが治まります。主人がA病院でのカテーテル治療やB大学病院での放射線治療とかを勧めてくれるのよ。どうしようかと思って。私はC先生（当院の現主治医）に任せているのでそれでいいと思っているけど。主人のことを考えたら、主人のために（受診してみようか）という思いもないことはない。

主人は、（死ぬのは）怖いだろ、と言う。でも私は怖くない。（人が亡くなるところを）たくさん見てきているし。私も、今はないけど、腹水とか溜まってきたら、もうそろそろなんだろうなとわかるし。主人は子どもが（妊娠）7カ月のときに、自分が肝臓を悪くして命が危ないことがあったの。そのときに怖かったって言うんです。でも、私は怖くない。その子がね、予定日の前に破水して入院したんだけど、先生が歩いたほうがいいと言うから病室でも必死に歩いていたら、そこに姉が来て「あんた何やってるの」って。先生に歩けと言われたから歩いていたんだけど、そうしたらもう羊水とか出ちゃってお腹も縮んじゃって。姉には、安静にしてなきゃダメじゃん、感染とか起こしたら取り返しがつかない、と怒られた。夜になって、同室の人にも迷惑がかかるからと思って分娩室に移してもらったんだけど、呼んでも誰も来てくれなくて、一人で痛いのに耐えていた。そのときプチッという音が3回して、(子どもが)動かなくなったのがわかった。だいぶ経ってやっと先生が来てくれたけど、そのときに、先生に「この子いくつ? 23? それならそんなこと忘れてまた妊娠するでしょ」って。どう思う? ひどすぎる。その先生は、「その子、死んでいるから抱かなくていい」とまで言われた。どう思う? 私はとにかく抱きたい、と訴えて抱かせてもらった。先生、そのときの痛みを思ったら、今の痛みなんて何でもないのよ。痛くなっても、そのときの痛みのことを思い出したら、耐えられる。その病院(産婦人科のD病院)は最初から行きたくなかったけど、主人が設備も整っているし、あとのこともよくみてくれるからと勧めてくれたので。

先生(医師)には恵まれなかった。三人目(の子ども)のときも、E病院で副院長の先生に診てもらった。注射の指示が出て、看護師さんが、先生の指示だから注射するけどごめんね、帰らずに、あとで別の先生が来るから、その先生に必ず診てもらって、と言って注射された。その看護師さんもつらかったと思う。あとで診てもらったら、すぐに大きな病院に搬送になって。そのまま1週間様子を見ていたら、とんでもないことになっていいたと言われた。

でもC先生（現主治医）には会えてよかった。この先生に最後まで任せようと思った。主人がいろいろ言ってくれるから、A病院だけは受けてみても、という気持ちはあるけど、（主人に対して）あまり振り回さないでほしいという気持ちもあるのよ。先生だったらどうする？……先生の奥さんならどうする？……」「僕の家内も振り回してほしくないというタイプかなと思うけど」（しばらく沈黙）「最期はね、家では主人は大変だと思うので、こっちの病棟か緩和病棟でお願いしたいと思っています。子どものこと（死産）があってから、1年半は主人にわからないように昼間はお酒を飲んでいた。もういつ死んでもいい、死にたいということしか考えてなかったけど、これではダメだと思って、喉頭がんを患っていた旦那の父親に自分から頼んで話を聞いてもらった。その義父も喉頭がんで亡くなったけどね。そんなこともあったのよ。でも大丈夫。私は大丈夫です」

（『迷走する緩和ケア』五三～五四頁）

この語りを聞きながら岸本先生は、妙中さんが経てきた経験と、それを言葉にする彼女の様子に「圧倒された」と言います。同時に、自らが知る妙中さんの様子を重ね、思いを巡らせます。子どもを死産したときに「死んでいるから抱かなくていい」とまで言った医師への憤りや恨み。その経験を核とした医療や医師への不信感や絶望感。痛み止めを使おうとしなかった背景にも、医療への怒りや不信が根底にあるのではないか……。

また、死産のあと、酒に溺れ、死にたいと思い続けるなかで、自ら義父に話を聞いてもらいにいくことでその状況を抜け出した、という話については、岸本先生はこう考えました。妙中さんは、喉頭がんを患っていてほとんど話すことができなかった義父を、おそらくは無意識ながらも、聞き手として自ら選んだのではないかと。そうして、さらに思います。ただ話に耳を傾けてもらうことで苦しい状態を抜け出す力が彼女にはある。だから、これからも、その力を信じて、話を聞いていけばいいのではないか。と。

そのように、じっくりと語りを聞き、それまでの一年の間に見てきた妙中さんの考え方や人柄を重ねながら、できる限り彼女の気持ちを受け止め、彼女にとっての最適な痛みの治療は何かと、岸本先生は考えていくのです。事後に振り返って考察するのではなく、話を聞きながら、リアルタイムで感じ、考え、応答し、ともに語りを展開させていく。

　この姿勢は、妙中さんのケースに限らず、岸本先生が医師になった当初から一貫して持ち続けてきたものです。複数の事例を読み、岸本先生が考えたことや選んだ治療法を知っていくとそう感じられます。

　そうした氏の姿勢や信念を踏まえて、これまで実際に出会ってきたさまざまな事例について、尋ねました。岸本先生はどのような患者に出会い、どのように話を聞いてきたのか。

ただ、そばにいること

近藤　はじめに、岸本先生が著書の中で、このように詳細に個別の事例について紹介している理由について聞かせてください。

岸本　私が個々の事例に重きを置き、本の中で紹介するのは、私が臨床心理学を学ぶなかで「事例研究」という方法に強く影響を受けてきたからです。

事例研究とは、一人のクライアントや患者が、心理療法や治療によってどのような経過をたどったかを報告し、議論をするというもので、臨床心理学の研究においてとても重要な方法です。この方法によって治療者は、自身が患者に対してどのような実践を行い、それがどのような効果を持ったのか、持たなかったのか、といったことを理解できます。そして今後の実践を深めたり高めたりする手がかりを得たり、また、他の事例でも生かせる仮説を生み出すことにもつながります。

しかし、医学においては通常、このような形式の事例研究はほとんど行われません。医学では、ある一人の患者の治療経過を詳しく調べても、その治療の良し悪しは判断できないという立場だからです。多数の患者の経過を統計学的に解析して初めて、どの治療法が有用であるかを判断できると考えます。これが医学で重視される「エビデンス」です。

近藤　臨床心理学と医学とでは、治療の良し悪しや有効性を判断する際の考え方が真逆なんですね。

岸本　そう言ってよいと思います。エビデンスに基づく医療、いわゆるＥＢＭ（Evidence Based Medicine、詳しくは後述）においては、事例研究は、もっとも質の低いエビデンスの一つとして位置づけられています。確かに、一つの事例研究によって、その治療法に効果があるかないか、有効かどうかといったことは言えません。ですが、エビデンスとはまったく別なところに、事例研究の重要性があると私は考えています。

近藤 なんと、事例研究は「もっとも質の低いエビデンスの一つ」になってしまうとは。エビデンスを重視する立場からすると、ある一人の患者がどのような経過をたどったかということは、ほとんど意味をなさないのですね。

岸本 それはある側面では確かにその通りなんです。というのも、たとえば降圧薬が血圧を下げて脳卒中を予防するかどうかは、一例を検討するだけでは判断できないからです。しかしその一方で、一例一例の経過を詳細に検討することによってしか見えてこないことがあるのです。

近藤 それゆえに岸本先生は、個々の事例について詳細な記録を残していらっしゃる。このあたり、事例研究の役割などについてはまたあとで詳しく伺いたいと思っていますが、まずは、岸本先生がどのように患者さんの話を聞いてこられたか、いくつかの具体例をもとに聞かせてください。

岸本 はい。

近藤 岸本先生は、一九九一年に医師になられて最初に受け持った患者さん（冒頭の石山さん）から、患者の話に積極的に耳を傾けようという意識を持たれてきて、ずっとそれを貫いてこられていますよね。

石山さんは、誤嚥（ごえん）による窒息のために脳死となった。そして人工呼吸器につながれて、すでに意識はなく話もできないなか、岸本先生は、毎日そばにいる時間をとっていたのですよね。そのようにされている医師は決して多くはないだろうと想像しています。周囲の反応はどうでしたか。かなり特異な対応をしているように見られていたのでしょうか。

岸本　そうですね、おそらくそうだったろうと思います。ただ、私が病室に行っていたのは夕方五時くらいで、看護師さんたちは夜勤の方と交代するために申し送りをする時間でした。みなナースステーションに入ってばたばたしていたので、私がそういうことをしていることに気がついている医療者は、ほとんどいなかったのではないかとも思います。ナースステーションの前の部屋でしたけれども、その時間帯は看護師さんが訪室するということもなく、ただ患者さんと二人でいる時間だったので、知っている人はいなかったんじゃないかなあ。

近藤　そのようなことはその後もずっと続けられたんですか。

岸本　最初に勤めた京都大学病院には結局三カ月だけしかいなくて、その年の九月から、現在勤めている静岡県立総合病院に来ました。最初に赴任したのがこの病院でした（その後、他の病院にも勤めて、また戻ってくるなどして現在は三度目の赴任）。

静岡に来てまずは血液内科に入り、その翌年四月から三カ月ほど、循環器内科を回りました。循環器内科には、ＩＣＵ（集中治療室）の患者さんが結構いらっしゃるので、ＩＣＵでは時々、石山さんのときと同じように、人工呼吸器につながれて意識がない人のそばに毎日五分いる、ということをやっていました。するとあるとき、上司にあたる先生に見つけられて、言われました。「おまえ、何をやっとるんや」と。「先生、話を聴いとるんです」と言うと、「アホウ、意識ないやないか」と。それでも、「いや、でも先生、意識がないように見えても、五分だけでもそばにいると違うかなと思って、毎日やっています」と言うと、「そうか」と言って見守ってくれました。

近藤　その先生は、肯定的に受け止めてくれたのですね。

岸本　そうですね。その先生は、そのあともすごく可愛がってくださいました。たくさん怒鳴られ、怒られた先生でもありますが、自分のことをよく見てくださった恩師です。

近藤　意識のない方のところにも毎日五分いるということに対して、何かご自身の中で、「ああ、やっぱり意味があるんだ」というような手ごたえのようなものを感じられるようになったのでしょうか。

岸本　意味があるかというと、目の前の患者さんからは反応はないですし、その患者さんにとってどれだけ意味があるのかは、正直なんとも言えません。こちらの頭の中で想像していくしかないと思います。

でも、こんなことはありました。朦朧としているなかでうわ言を少し言うくらいの状態の患者さんがいて、その方にも、毎日五分くらいそばにいるということを続けていたところ、ご家族に言われたんです。私が声をかけるときだけ目が開く、と。そのように、日々少しでもかかわりがあると、どこかでつながっているという感じが持てることが少なからずあるんですね。その方の場合は、まったく意識がないというわけではなかったのですが。

近藤　なるほど……。どこかでつながっているという感覚を医師の側が大切にしてくれるというのは、患者の立場にたったときとても心強いだろうなあと感じます。石山さんのケースのように患者自身の反応がまったくなかったとしても、ただそばにいるということを続けるのは、医師としての岸本先生にとっても何かいい働きをしているという感覚もあるのでしょうか。

岸本　そうですね。質問を投げかけても、何をしてもほとんど、またはまったく反応がない患者さんのそばにいさせてもらうのを繰り返すことは、医師としての自分の中に、少なからぬ意味を持つ経験になっています。その感触を手がかりにすることで、相手が話せるかどうかにかかわらず、ただそばにいる、というスタンスの土台になるというか、そばにいるときに重心を落ちつけられるというか……。

近藤　そばにいることが自然になるという感じでしょうか。

岸本　そうですね、そういう基本的なスタンスを形づくってくれるような面はあるかもしれないですね。

近藤　その積み重ねは、患者さんの話を聞く姿勢にも影響しそうですね。

岸本　はい。たとえば妙中さんのケースで言っても、私が彼女の話を聞く様子をそばから見ていたら、ただ黙って聞いているだけに見えたかもしれません。しかし実際には、聞くと同時にさまざまに思いを巡らせて、どう応答すべきかを考えています。

その際には、自分自身が日々、どのような姿勢で人の話を聞いているかが大きく影響します。相槌の打ち方や視線の向け方一つにも、聞き手の感情が表れる。聞き手が話し手に対してどのような感情を持っているか、日々どう接しているか。聞くとは、そういうことを露わにします。

近藤　聞き手のさまざまな機微というのは、思っている以上に相手に伝わるものだというのは自分自身も感じます。聞く側が日々何を考え、どのような姿勢で生きているかまで問われるというか。

岸本　そう思います。特に、話し手がいたみや困難を抱えている人の場合は、聞き手のちょっとした反応や心の動きも敏感に感じ取ります。本人が意識せずとも、聞き手のあり方は話し手が何を話すかにも影響してくる。だから彼女の語りも、聞き手である私との相互作用の中から生まれたものだと言えると思います。

近藤 対話は話し手と聞き手の両者によって形作られるものであることを改めて感じさせられます。

岸本 まさにそうだと思います。相互作用ということに関連して一つ加えると、人が話をするとき、その内容は必ずしも直線的に進むわけではありません。脱線したり、いろんなところに飛んだりしますよね。そのとき、脱線した内容が一見、本題とはつながらないように思えても、それを関係のないものとして流してしまうのはもったいない。頭のどこかにとどめておくことが大切です。一見関係ないように聞こえる内容が、全体を聞いてるうちにふと重なり合って意味を持つことがあるんです。そういう点に気がつくと、話の全体像の見え方が変わってきたりします。

近藤 妙中さんの語りでそのような例があれば、教えてください。

岸本 妙中さんの例で言えば、たとえば彼女は、他の病院を受診することについて、「本当は行きたくないけど、主人の思いに応えるために、受診を検討している」と言っています。一方、そのころのお腹の痛みについて、流産したときに感じた痛みを引き合いに、「先生、そのときの痛みを思ったら、今の痛みなんて何でもない」と言われています。この二つは一見関係ない事柄のように見えますが、重ねて考えると「いまの自分の気持ちや考えよりも、夫や周りの人の思いに応えようとする」という、彼女の語りの中にある、ある種のパターンが見えてきます。ですから、「我慢せずに痛み止めを使ったらどうですか」と勧めると、今度は、私の言葉に応えなければならないという思いが出てきて、でも本当は飲みたくないわけですから、葛藤を増すことになります。そういうことも考えて、痛み止めをさらに勧めることはしませんでした。話を聞きながらこういうことを意識すると、聞く側の応答も変わってきます。そういう中から、相互作用が生まれるんです。

このように、一見関係ないと思われる語りをつなげて何かを見ていくことについて、「コンステレーション」という言葉が使われます。コンステレーションとは、星座という意味で、まさに星座を作るように、語りの中にある点と点から、なんらかのパターンを見つけていくということです。コンステレーションという観点は、話を聞く上で大切だと思います。

近藤 なるほど、納得です。語りの中に登場する言葉と言葉をつないで「星座」が見いだせないかを考え、それを意識しながらまた聞いていく。そうやって聞いていくと、患者さんの語り自体にも影響が及んでいくわけですね。

岸本 はい。特に妙中さんは、お子さんの死産のあと、苦しかった時期に、義理のお父さんに話を聞いてもらうことでその状況を抜け出したということを話されています。彼女にとって、語り、話を聞いてもらうこと自体が、状況を打開するために意味を持っていたのだと考えられます。それゆえに、こうした相互作用は彼女にとって少なからぬ役割を果たしていたように思います。

一方、聞き手である私にとっても、このような、圧倒されるような語りを聞かせてもらうことには大きな意味があります。妙中さんは、それまでの約一年のかかわりのなかで、あのように話されたのは初めてのことでしたし、そういう機会が多くあるわけではありません。でも、というか、それだから、というか、一度でもこういう語りにさらされると、こちらの心は強く揺さぶられます。そしてそのような経験は、医療者にとって患者とともに進むための原動力になるように思うんです。患者さんの語りを通して、その心に触れ、痛みに共振すること、それが医療者にとって何よりも大切なことのようにも思っています。

近藤　患者にとって、医師がそのような気持ちで話を聞いてくれるかどうかは、その医師を信頼できるかどうかに大きくかかわりそうな気がします。

岸本　そうかもしれません。私自身は、患者さんからこのような語りを聞いてきた積み重ねで、いまの医師としての自分があるように感じています。

妙中さんは、この語りから約半年後に亡くなられました。最後は、とても穏やかな気持ちになられたようでした。ある日、緩和チームの一人の医師に、近所の男の子たちが来てくれたというエピソードについて話したのちに、「最期にこんな幸せがあるなんて。嬉しい」っておっしゃった。その一〇日後に息を引き取られました。

近藤 最後に穏やかな気持ちになられたというのは、やはりほっとしますね。

この人の思いを全然わかっていなかった

近藤 困難に直面している患者さんと向き合って、話を聞き、訴えに耳を傾けるのは決して容易なことではないと思います。つながろうとするなかで関係が難しくなってしまった例も、岸本先生は、本に書かれていました。多発性骨髄腫（こつずいしゅ）という血液系のがんを患われていた患者さんで、その方の頻繁な訴えに耐えかねて、岸本先生があるとき一度、怒鳴ってしまう。でもそのことを後悔され、そして同時にそれが治療の転機になって、という展開が印象的でした。そのケースについて詳しく聞かせてください。

岸本 その患者さんを受け持ったのは、医者になってまだ四、五年目くらいのときのことでした。その方は、最後は実家の近くで過ごしたいということで、関西から、私のいた病院に転院してこられました。非常に不安の強い方で、そのときから、抗うつ薬や抗精神病薬といった精神科関係の薬をすごくたくさん飲まれていました。

移ってこられた日の夕方から、とても頻繁に、看護師や私を呼ぶんです。「指先がしびれてうまく食べられない」「いまから消灯まで何をすればいいのか」といった具合です。夜中にも何度もナースコールが鳴って、そのたびに看護師が見に行って対応するという感じでした。

近藤 不安がそのようにさせるのですね。しかし、夜中に何度も、となると、看護師の方も確かに大変ですね。

岸本 多発性骨髄腫は、進行とともに骨にいろいろな病気がでてきて、痛みも生じます。その方も、だんだんと歩けなくなっていかれました。そのため、できるだけ歩けなくならないようにリハビリをしなければならないのですが、その一方で、白血球が下がってきたら外に出ずに無菌室で過ごさなければならない。つらいと思います。そうしたなかで、何か変化があるたびにその方は不安が強くなる。ナースコールが頻回になって、先生を呼んでくれ、と。

また、たとえば「一三時にお薬」と書いてあったら、一分でも過ぎるとナースコールが鳴り始める。その人にとっては、すがるところがなくて、とにかく一三時に薬が来るということに向けてなんとか気持ちを保っているという状態なんです。それゆえに、予定通りに来ないと不安になるんですね。ちょっとでもスケジュールが変わったり、物の置き場が変わったりすると、そのたびごとに不安になる。そして夜も寝れないと、たびたびコールが鳴るのです。

近藤　コールで呼ばれたら、やはり必ず行かないといけないのでしょうか。

岸本　ナースコールには毎回対応しなければなりませんがコールが減るように工夫はします。たとえば、今日は何時に行くからと伝え、その中で収めていくようにするなど、工夫できないかと考えることはできます。いまだったら、そうするでしょう。

また、臨床心理の世界には「治療構造」という考え方があります。クライアントの話を聞く時間には一定の制限を設けるべきだというものです。話を聞く側が自身を守り、同時にクライアントとの関係性をいい状態に保つために、重要なことだとされます。私も一応は、心理療法のほうでそれを習ってはいたので当時から知識としては知っていました。またいまでは、医者としても、患者さんと接するなかでその考え方を持っておくことは大切だと考えています。

ただ当時は、そのような意識が十分になかったのでしょうね。昼でも夜でも、呼ばれるたびに患者さんのところへ行っていました。でもそうした時間が続くと、だんだんこっちも抱えきれなくなってきます。こんなことで呼ばなくても、という感情が起こってきます。

そして入院してから二カ月が過ぎたある日、僕の中で何かが弾けてしまいました。夜中に呼ばれたときにその患者さんのところに行って、思わず怒鳴ってしまったんです。「いい加減にしてください。何時だと思ってるんですか」と。

近藤　なるほど……。

岸本　でも、結果としては、それが治療の転換点となったんですよね。つまり、それまで僕は、患者の求めすべてに応えていたから、患者もどんどんこっちに任せようという気持ちになってくる。それが変わったんです。

本当は、自分自身で抱えないといけない部分があるんです。たとえば痛みのコントロールでも、痛みをただとってもらおうとすると、薬はどんどん増えていきがちです。でも、自分でなんとかしようっていう気持ちがどこかで入ると、同じ痛みがあってもそれなりに対処できるようになる。だから、全部こっちがやってあげるのではなくて、どこかで自分で抱えてもらうのが大切なんです。それがあのときは、僕が怒鳴ったことが、「これじゃダメなんだ」って本人が気づくきっかけになったんじゃないかなとは思うんです。ベクトルの向きがちょっと変わるきっかけになった。

近藤　はい。

岸本　そしてそのあと、「いてえな、いてえな」と言って口に出されるのが漏れ聞こえてきたので、痛みもあったのかもしれないと思い、痛み止めを入れました。そしたらスーッと休まれた。その後も何日かは、夜のコールをもらったりしたんですけど、だんだんとおさまるようになってきました。

近藤　先生に怒鳴られたことが、気づきを得る機会になったのですね。

岸本　きっかけになったのは、確かにそうだと思っています。ただ、念のため付け加えると、怒鳴ったことを肯定するつもりはありません。本来は、治療構造を明確にして、ちょっとつらくても自分で抱えてもらうということを意識して、コールにすべて応えようとする姿勢を見直すべきでした。怒鳴ったのはよくなかったと思っています。当時の自分には、頭では治療構造のことをわかっていてもなかなか実践できなかったんですね。でも、怒鳴ったのはよくないという自覚はあったので、怒鳴ったあと一時間あまり、その患者さんのそばにいました。すると、「いてえな」と呟（つぶや）いておられたり、時折襲ってくるらしい痛みで顔をしかめておられたりしました。それを聞いて、僕自身も、彼の本当の痛みがわかってなかったということに気づかされました。つまり、こちらのベクトルも変わったんです。

そしてこちらのかかわり方のモードが変わったことで、患者さんからもいろんな話がでてくるようになりました。ご自身の地元の話、若いときの話、赴任先でどんな生活をしてたとか、何に興味があったのかとか……。そうすると不思議なもので、何か互いに通じる感じになってくるんですね。ちょっとした冗談に笑うぐらいの余裕も湧いてきました。そういうモードで語りができるようになると、つらい、苦しいというのとは少し違った状態になってくるんですよね。

近藤　関係性が変化していったんですね。

岸本　心理療法的なかかわりをしたときの治療の転換点って、そういうことが起こるんです。それまで全然変わらなかったことがあるところで煮詰まって、転機になるところで何か偶然の出来事が起こり、それがきっかけになって展開していく。その地点へと行き着くために、それまでのかかわりの積み重ねがあるという言い方もできるかもしれません。

近藤　その意味を実感させられる事例ですね。その後、どのように展開されていったのでしょうか。

岸本　はい。そうして関係性が安定していくなか、年末が近くなったときに、こう言われました。「これが最後の正月になりそうな予感があるので家に帰りたいのですが、いいでしょうか。もし帰れるのであれば、今度はそういう覚悟で帰ります」と。そしてそれまでに聞いたことがなかったご自身の内面やご家族とのことを話された。さらには、地元で死ぬことができそうでよかった、とも。

その語りを聞いたときは本当に、自分はこの方の思いを全然わかっていなかったという気持ちがこみ上げてきて、心底申し訳ないという気持ちになりました。患者さんの訴えの背後にいろんな思いがあるんだっていうことを改めて気づかされました。そして、謝りました。「すみませんでした。いままでそういうお気持ちをわからずに、ひどいことも言ったりして」と。すると患者さんはこう言われました。

「いいえ、とんでもないです。先生には感謝しています。覚悟はできています」

しっかりかかわれたら、しっかり別れることができる

岸本　三が日をご自宅で過ごされる予定で、大晦日に病院を出られたのですが、元日の夕方には連絡がありました。

「先生、家に帰って来て満足しました。十分気が済みました。これから病院に帰ってもいいですか」

私は、ちょうど病院を出て自宅に戻ったところだったのですが、再び病院に引き返しました。様子を見ると、状態は悪くなられていました。その後、まさに意識がスーッと下がるようにして落ちていかれて、腎不全が進み、ウトウトした時間が多くなりました。そして、年が明けて一週間ほどしたころに、穏やかに亡くなられました。

近藤　大変だった時期があった方だと、とりわけ、見送られるときにはいろんな感情が押し寄せてきそうですね。

岸本　そうですね。穏やかな最期を迎えられて、ある意味ホッとしたという部分と、この方らしい旅立ちだったなとか、正月家に帰れて良かったなとか、いろんな思いが複雑に絡み合っていましたね。でも最期は、ご家族も一緒で、奥さんがついて看取ってくださった。八〇歳を越えたお兄さんも来られて一緒に看取って、それはそれで、良い時間だったかなと僕自身も感じました。

そう感じるのは、やはりそれなりに患者さんと深くかかわってこられたからだろうというのはあります。どの医者も患者さんとそういうかかわりを持つべきかはわかりませんが、僕は、自分の業が深いのか、患者さんと、どっちかというと最初から距離が保てなくなるというか、治療構造という考えを脇において、そのようなかかわり方をしてしまうところがありました。でもそういう経験を重ねていくなかで、徐々に、ほどよい距離をとりながら、治療構造の枠組みの中で抱えられるようになってきたという部分はあるのかなと思っています。

近藤　ほどよい距離をとる、というのは容易ではなさそうですね。

岸本　そうですね。この点は経験を重ねていくしかないのかもしれません。

ただ一方で、不思議なもので、抱えれば抱えるほど大変になるけれど、深くかかわればかかわるほどいろいろ教えられたり、考えさせられたりして、気持ちが落ち着いてくるということも実感するんですね。別れがつらいからあまり深くかかわらないというふうにも考えがちなんですけども、逆に、しっかりかかわれたら、しっかり別れることができるという部分もあるんです。患者さんが亡くなったあとに尾を引くのは、しっかりかかわれていなかったという気持ちがあるときなんだろうな、というのは感じます。

あと、自分の頭の中にはいつも、「死出の旅路は一人」というフレーズがあります。死の旅立ちには誰も同行できないし、最後はどうしても一人で歩んでもらわないといけない。そういう思いがいつもあるんですよね。その手前ギリギリのところまでは自分なりに同行させてもらい、各人がそれぞれの方法でその先を歩んでいくのを見守りたい。そんな気持ちでかかわっていこうというのがいつも頭の片隅にありますね。

患者とのやり取りを外から見つめる目を持つ

近藤　医師になられてからの三〇年以上の間に、とても多くの患者さんを診てこられたと思います。そのなかでは、関係性を築こうとしたけれど最後までうまくいかなかった、ということもやはりあるのでしょうか。どうやって対話をしていけばいいかわからないままだったケースとか、何かありましたら教えてください。

岸本　そうですね。自分なりにかかわっていっても、どうしても患者さんとつながれなかったと思うことは、やはりあります。あと、医者になって初期のころは、血液の疾患の患者さんを診ることが多くて、その場合、悪くなっていく人はどんどん悪くなっていって亡くなられてしまうんですね。そのプロセスにおいては、いわゆる普通の医学的なアプローチのかかわり方しかできなかったと思うケースも少なからずあります。また、みんながみんな深い関係を、ということではなくても、という気持ちもあります。

本当に数多くのケースがある中に、いまお話ししたような、いろんなやり取りをさせてもらった患者さんもいらっしゃる、という感じでしょうか。決してこういうケースばかりなわけではありません。

ただ、患者さんとやり取りをする上でいつも意識していることはあります。それは、自分が目の前の患者さんとやり取りするのを、もう一つの目で見ていようということです。

近藤　ご自身のやり取りを、自分自身で客観的に見つめるということでしょうか。

岸本　はい。どの患者さんに対しても、自分がどんなかかわりをしているのかを外から見つめようということはすごく意識しています。

近藤　それは、対話すると同時に自らを見つめるということでしょうか。対話をしながら自らのかかわり方を確かめ、それに応じてリアルタイムで適切なやり取りを模索していくという感じでしょうか。

岸本　患者さんが話をされるとき、その状態は刻々と変わっていきます。

例として、話の内容が、死への恐怖が前面に出ている段階から、苦痛への訴えへと切り替わり、さらにそのあと、現状に対する怒りへと軸が移ったとします。すると、それに伴って内面の状態も、恐怖（Ａ１）、苦痛（Ａ２）、怒り（Ａ３）のように変わります。そうしたとき、話を聞いているこちら側の状態も、それに合わせてＢ１、Ｂ２、Ｂ３のように変化していきます。

その際、大事なのは、聞く側の状態が、Ｂ１、Ｂ２、Ｂ３と切り替わりながらも、そのいずれの状態をも切り離さずに自分の中に持っておく、ということを意識することだと私は考えています。

たとえば、恐怖の話が聞いていてつらいものだったりすると、聞き手は、Ｂ１の状態を切り離してしまったほうが楽になるため、意識しないとＢ１の状態は自然に消えていってしまいます。そうなると、相手の話をそのまま受け止めることができなくなってしまうのです。

患者さんにはA1、A2、A3の状態が、切り替わりながらもすべて共存しています。それをそのまま受け止めるためには、聞く側もまた、B1、B2、B3のいずれをも切り離すことなく自分の中に収めていなければならない。そのために、自分自身の状態を外から見つめる目が必要になるんです。そして自分自身の状態が、B1からB2、B2からB3へと変化するのを可能な限り意識しつつ、切り離さないでおく。そうすることで初めて、語り手と聞き手が共鳴できるのだと思います。

近藤 なるほど。さまざまな感情や思いを抱える人の話をできる限りそのまま受け止め、共鳴するためには、聞き手も同じように、さまざまな感情を自分自身の中に持っておく必要がある。そのためには、自分の状態を外から見つめるという意識が必要になると。そのような聞き方というのは、日々患者さんと向き合いながら意識し続けることで身に付けていかれたのでしょうか。

岸本 医師になりたてのころは、そのようなことは意識できていませんでした。長年やっていくなかで、こういうことが大切なのだと自分なりに実感できるようになり、その結果、いまは多少はできるようになった気がするというところでしょうか。

近藤 そうして聞き方が変わっていくとともに、患者さんとのかかわり方も変わっていったという感覚はありましたか。

岸本　そうですね、それは相当あると思います。私はこうやって話を聞いています、という方法論やテクニックのようなものが具体的にあるわけではないですし、また、患者さんの言葉や状況に対してどう反応するかというのもその都度違います。でもやはり、自分を見つめるもう一つの目を持っておくということによって、全体的に、昔といまとでは患者さんとのかかわり方はかなり変化したように思います。

近藤　私自身もこれまで、人の話を聞くということを仕事の大きな部分としてきましたが、相手の言葉に耳を傾けるときに、こういう場合はこうすればいい、という具体的なマニュアルのようなものを身に付けようとするべきではないように思っています。そういうマニュアル的なものでは、決して相手の気持ちを受け止めたりはできないだろうと、自分自身も感じています。相槌でも視線でもちょっとした間の取り方でも、こうすればいい、という決まったものはなく、その都度違う。それでも、自分とその相手との関係性やそのときの空気感の中であれば、このような受け答えをするとお互いに心地よいのではないか、という感覚的なものはあります。

そこにはやはり、さまざまな人とのやり取りの積み重ねや、自分自身のそれまでの経験が反映されるような気がします。そのあたりの、言葉にはできないけれど、でも何かある、という部分を、引き続き、先生に伺っていきたいです。

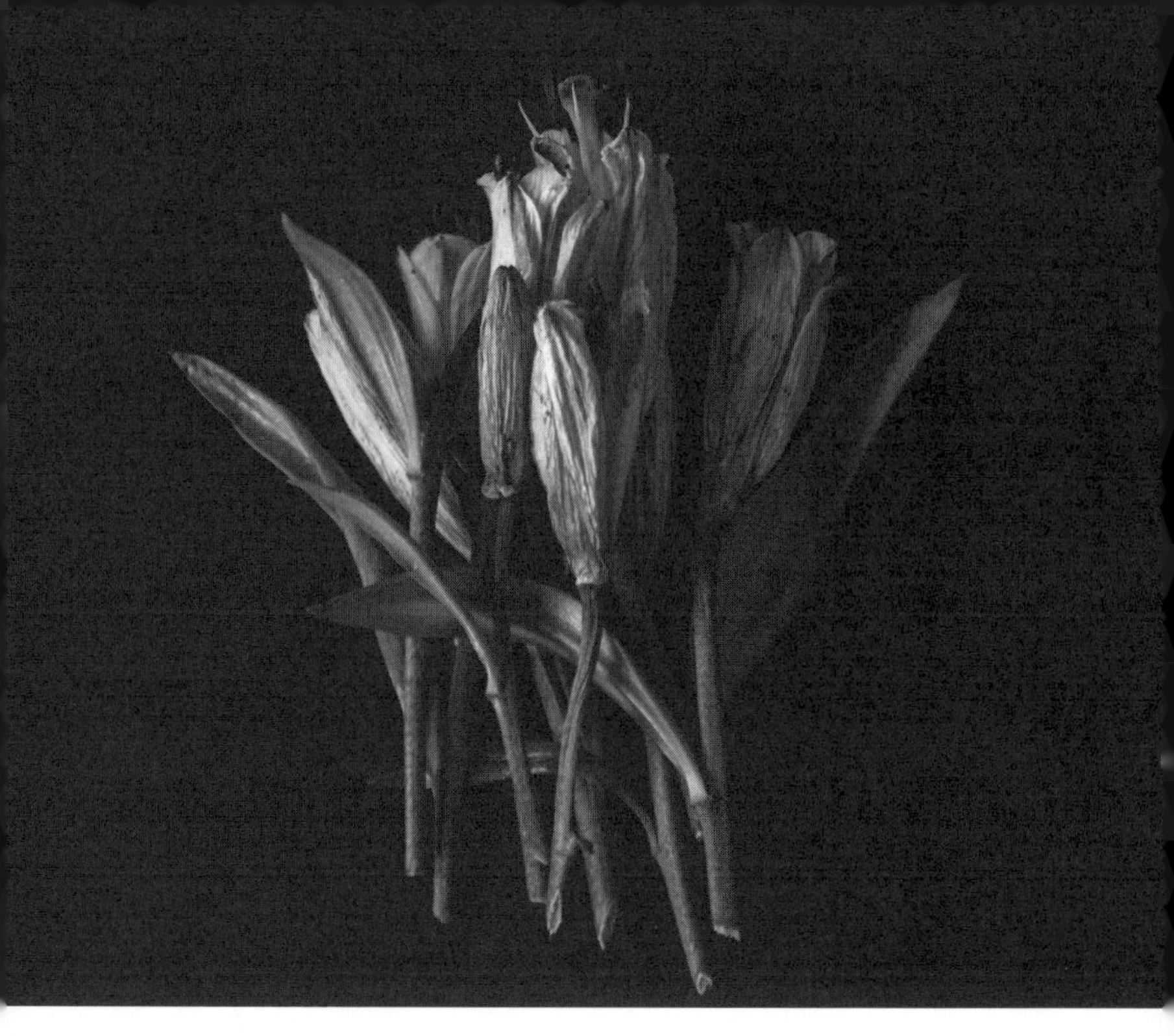

第 II 章

話を聞く方法について

この本は、岸本先生と私が複数回にわたって重ねた対話を私が文章化するという方法でできていますが、対話の前に、先生から与えられた条件が一つありました。対話を録音した音源を元に原稿を書き起こすのではなく、対話したときの記憶によって書いていってほしい、ということでした。なぜなのか。訊ねると、背景には、岸本先生が心理学を学んだなかでの経験がありました。

岸本先生は、まだ心理学を学び出してまもないころ、カウンセラーと呼ばれる人たちがクライアントを受け持つときに共通して採っている方法を知ります。それは彼らが、対話の記録を記憶に基いて書き起こしている、ということです。

カウンセリングを学び出したばかりの大学院生もそうしているのを見て、岸本先生は自分でもやってみることにします。すると、ただ聞くのと、テープを横に置いて聞くのと、あるいは、自分で聞いた話を記憶してあとから書き起こそうとして聞くのとでは、「聞き方そのもの」が違ってくることがわかったのでした。

記憶をもとにあとから書き起こすつもりで聞くと、人は自然と、あとで振り返ったときに自分の言葉になるような形で聞いている、と岸本先生は言います。つまり、対話が聞き手の心を通って記憶されることで、その聞き手ならではの言葉として再生されることになる。そしてそれこそが、岸本先生が長年行ってきた方法であり、この対話においても同様に、聞き手である私のフィルターを通ったものを書いてほしい、というのです。

録音するかしないかで聞き方が変わるというのは、私自身、取材する身として長年感じてきたことでした。

ライターを始めた当初、私は、海外で長い旅をしながら各地で取材して文章を書いていたのですが、当時は多くの場合、取材時には録音はせず、ノートにメモを取るだけでした。そのノートのメモと記憶に基づいて原稿を書いていました。

旅を終えて日本に帰国してからは、ＩＣレコーダーを手に入れて、基本的に録音しながら話を聞くようになったのですが、すると気づくことがありました。録音すれば当然のことながら音声が正確に残るものの、しかし一方で、録音していない場合に比べて、そのときの空気感や、話しながら自分が感じ考えたことが記憶に残りにくいのです。録音していないと、している場合に比べて圧倒的に対話しているその瞬間に意識を強く張り巡らせているということなのでしょう。加えて、記憶やメモだけにたよる場合、私自身が記録媒体のような役割を果たすため、そこに良くも悪くも自分の意識が混じり合う、ということも感じました。

岸本先生は、話を聞くということは、聞き手の意識が混じり合うことによって、初めて成り立つと考えます。聞き手の意識や姿勢が話し手の言葉にも影響し、その結果として、対話ができあがっていくからです。

とりわけ、いたみを抱えた人の話を聞く場合、そのことが持つ意味は大きいと言えそうです。前章で岸本先生が言っていたように、一般にいたみを抱えた人は、聞き手の反応を敏感に感じとる。そのため、聞く側が話し手に心を寄せなければ、そもそも話を聞くことができない。加えて、そうした人の思いや訴えを知るためには、言葉の背後にあるものを推し量ることが大切であり、そのためには、聞き手は、話し手の言葉を自身の中で咀嚼し、その核心部分に自分でたどり着く必要があるからです。

この章では、岸本先生が実際にどのようなことを意識しながら患者さんから話を聞くのか、そのことをテーマに対話を進めていきます。前章での話を、より具体的な聞き方という点で掘り下げていきます。

意識水準を下げて聞く

近藤 先生の本を読むと、患者さんとの対話がかなり詳細に記録されていることに驚かされます。その場でメモをとられているわけではないんですよね？

岸本 はい、とっていません。聞いているときはただ聞いています。患者さんを順番に回って、ひと回りしたあとで、振り返って書いています。

近藤 一日何人くらいの患者さんを診られるのですか？

岸本 状況にもよりますが、いまだと入院患者さんで一日に一〇人から一五人くらいのところに行っています。それぞれの方に「いかがですか」と聞いていく感じですね。

近藤 なんと、そんなに多くの方との対話を思い出して書くというのは、かなり大変そうな……。

岸本 いや、でも、みなさんがいつもいつもそんなにたくさん話されるわけではないので。一言二言で終わる場合も多いですし、臨床(りんしょう)心理の先生方は普通にやっておられることですから。

近藤 それでも、長く話された方の内容はかなり具体的に記録されていますし、自分にはとてもできそうにないなあと感じました。毎日続けていくことで、ある程度やりやすくなっていくというのはあるのでしょうか。

岸本　そうですね。私としては、話を聞き、記録を取って振り返るということを愚直に繰り返してきただけですが、慣れてくる部分は確かにあります。一方、あとから記録していくと、忘れてしまって漏れる部分も当然出てくるのですが、それはそれでいいのかなと思っています。自分の意識の中に残る部分に意味があると考えているので、忘れてしまった部分は気にせずに、自分の記憶に任せているところがあります。

近藤　細部をすべて記憶することはできないし、そうしようとする必要もない、ということですね。でも一方で岸本先生は、患者さんの一見何気ない一言からでも、その方の置かれている状況や感情を深く推し量っていこうという姿勢を感じます。すごく細部まで意識を張り巡らせて話を聞かれているのだなあと。

たとえば、第一章の妙中さんの例では、「喉頭がんを患っていて話すのが困難な義父に話を聞いてもらった」というところから、妙中さんが、ただ耳を傾けてもらいたいという意識があったのではないかと想像されています。

また、『迷走する緩和ケア』の中で書かれていた別の事例では、初めて会ったときに「もう死にたいです」とだけ言って話すのをやめた食道がんの患者さんも印象的でした。話すとむせてしんどいので、あとは妻に聞いてほしい、と患者さんが言うのですが、その言葉の背後には、これまで医師に話そうとしても聞いてもらえなかった、という経験があるのではないかと岸本先生は考えます。そして、妻の話を聞きつつも、同時に患者さん本人ともつながっているように意識することで、途中で患者さんが自ら一気に話し出す。この先生なら話を聞いてくれるのではないか、と患者さんが感じたのだろうことが想像できました。

こうした点を見ると、先生が話を聞くときの意識の張り巡らせ方はやはりすごいなあと感じます。話を聞きながらリアルタイムで意識を動かしていく臨機応変さも。

先ほど（第一章）、患者さんとつながるためには、対話する自分自身を見つめるもう一つの目を持つことが大切だ、ということを話されました。そして刻々と変わる患者さんの状態に合わせて変化する自分の状態のいずれをも切り離さないで持っておかないといけない、と。

その点に加えてさらに、先生が患者さんの話を聞くときの意識の持ち方として大切にしていることがあれば、教えてください。

岸本　そうですね、対話するときに意識していることとして、もう一つ挙げられるとすれば、「意識の水準を少し下げて話を聞く」ということがあります。

これは臨床心理学者の河合隼雄（かわいはやお）先生がよく言っておられたことです。たとえば、部屋の中にヘビとロープがあるとき、部屋が明るければ、ヘビはヘビ、ロープはロープと区別できますよね。でも、明るさが落ちてくると、ヘビかロープかわからないような状況になりえます。意識の水準を下げて話を聞くというのは、そのような、少し明るさが落ちた部屋に身を置くような、つまり、ヘビとロープがはっきり区別できない状況に自らを置くような感覚で患者さんの話を聞くということです。

たとえば、「今日はいい天気ですね」とか、「最近、ちょっと天気が悪くて」とかと言われたときに、それを天気の話としてではなくて、その人の心の話として聞く。天気が悪いということは、いま気持ちが曇っているということなのではないか、といった具合に推測する。すると一見雑談のように聞こえることにも、意味が見えてくることがあります。「最近は不況だし、暗い事件ばっかり起こるし」といった語りも、「ああ、これから病気が進んでいくのと重なっているのかな」と考えると、その意味するところが響いてきたりするわけです。

近藤　会話の中に出てくる話題自体にも、その人の気持ちや状態が反映されうるということですね。聞き方によって、同じ言葉からでも聞き取れる内容が大きく異なってくるわけですね。

岸本　はい。そのようにして、一つの言葉の中にもいろんな「響き」を聞き取っていく。そのためにこちらの意識の照度をちょっと下げるのです。これはロープだ、これはヘビだと決めつけない、というか。寝る前、布団に入って目を閉じていると、いろいろ考えが出てきたり、連想が広がったりすること、ありますよね。ちょうどそのような状態に、意識的に持っていくという感じです。それは心がけています。

近藤 なるほど、わかります。しかし、細部までしっかりと思いを巡らせて聞きながら、同時に、意識水準を下げて聞くというのは容易ではないようにも感じました。それができるようになるには、やはり訓練がいるのでしょうか。

岸本 意識水準を下げて聞くのは、やはりちょっと訓練がいるかなと思います。訓練というか、そういう方法に自覚的になる、という感じでしょうか。最初はどうしても、天気の話であれば、「ああ、今日は本当に暖かくて気持ちがいいですね」と言った展開になって、天気の話として聞いてそれで終わってしまいがちです。そしてあとで対話の内容を書き起こして読んでみると、じつはここは天気のことを話していたわけではないのかもしれない、と気が付いたりする。病気のことを言っていたのかもしれないなと。別の響きが聞こえてくるんです。それを繰り返していると、だんだんと話しながら、同時に響いてくるようになるというか。「天気いいですね」と普通に返しながら、片方では、「ああ、この天気の話は……」と、考えているもう一人の自分がいるようになるんですね。

葛藤を抱える

近藤　岸本先生は本の中で、医療者と患者との間には、治療などについてしばしば考え方に違いがあるということを書かれています。そして医療者は、自らの考えのほうが正しいと思わずに、患者の考え方を受け止め、「葛藤を抱える」ことが大切だと。その点も対話をする上でとても重要なように感じました。

岸本　はい、そうですね。これは話の聞き方というよりも、患者さんとどう向き合うべきかという医療者としての姿勢にかかわる部分かもしれませんが、とても大切だと考えています。

最近もこんな例がありました。がんの患者さんで、とても痛がっているけれど、モルヒネは使いたくないと強くおっしゃっている。主治医からそういった相談があり、私ともう一人、若い研修医が緩和チームとしてかかわることになりました。

話を聞きにいくと、「やっぱりモルヒネは飲みたくない、増やしたくない」という思いでいらっしゃった。でも一方で、すごく痛がっておられました。横になってもうめき声が漏れてくるほどです。そのため、なんとか説得して是が非でもモルヒネを飲んでもらうというのもありかとも思いましたが、研修医と話し合った結果、やはりそれは良くないだろうということになりました。

近藤　痛みが強くてもモルヒネを増やしたくない、と患者さんが言う背景にはどのようなことがあると考えられるのでしょうか。

岸本　その方はモルヒネで痛みだけを取り除くのではなく、抗がん剤治療を続けてがんを小さくすることで痛みを取りたい、と思われていたようです。ただ、より直接的な理由もおっしゃいました。モルヒネを少しだけ始めたときにすごくふらついたので、それが怖いということでした。

でも僕らが見たところでは、そのふらつきはモルヒネの副作用ではなさそうでした。そう説明するのですが、それでも、やっぱりふらついたから飲みたくないとおっしゃいます。

そうした場合、医師は、「いや、そのふらつきは副作用ではないですよ。だから飲んでも大丈夫です」と言って、自分の方針を押し通すことになりがちです。だけど私は、そのようにすることはあまりいい結果につながらない場合が多いと考えています。

近藤　科学的、医学的な正しさによって患者さんの思いを抑えても、必ずしもプラスには働かないと。

岸本　そうですね。患者さんの言葉や訴えの中には、無視すべきではない意味が込められている場合が多くあります。

先の話のように、意識水準を下げて聞くと、「ふらつく」という言葉の背後に、少し違った意味が推測できます。このケースにおいては、「この患者さんにとって、モルヒネを飲むことは、その人の存在自体をふらつかせることになるのかもしれない」というように考えました。つまり、副作用云々（うんぬん）の次元ではなくて、その人の存在にかかわるふらつきというふうに響いたんです。なんとかモルヒネを飲んでもらうことができて、たとえそれで痛みが取れたとしても、その人の根幹の部分がふらつくことになるかもしれないと。

チームの医師と話し合って方針を決めました。「ここまで言っておられるから、見ているほうもつらいけれども、もうちょっとこのままの量でがんばりましょうか」と。

一方、主治医の先生は、なんとか薬を増やしてあげたいと思って私たち緩和チームに依頼しています。そこで主治医の先生にはこのように話しました。

「すみません、やっぱり増やしたくないとおっしゃっておられるし、このままの量でもうちょっと様子を見ようということにしました」

そうしてまた、医療者みなで話し合い、どうすればいいかを考えていくということになっていきました。

近藤　何が正解かはわからないまま、その場その場で決断していかないといけない。それゆえに、葛藤を抱えることになるのですね。

岸本　はい。医療者が「がんの痛みはとらねばならない」という信念を根底に持っている場合、その観点が正しいと考えて、その意識に沿った筋書きから外れることをどうしても否定したくなりがちです。でも実際には、医療者と患者とで筋書きや方向性が異なる場合、必ずしも医療者が正しいわけではない。患者さんとは観点が違うのだと受け止めたほうがいい。両者の観点がずれているんだと受け止めて、ではどうすればそのずれを修復できるかと葛藤する。そうしていくなかで、新たな筋道が見えてくると思うのです。

医療者がそういう意識を持つことによって、患者さんの姿勢も変わっていきます。結果として、それが患者さんの心のケアにもつながるし、治療もいい方向に向かうことが多いのだと感じています。

近藤　患者さんの思いを尊重するということがやはり大切なのですね。

岸本　はい。ですが大切なのは、このような場合、ただ患者さんの意を汲んで言われた通りにする、ということではありません。あくまでも、両者のずれを意識して医療者側が葛藤する、ということです。ちなみにこのケースでは、そのまま二日ぐらいみていたあとに主治医が本人と改めて話をしたところ、本人が、「じゃあ、増やします」とおっしゃいました。でもその一方で、「これを増やすんだったら他の薬をやめたい」とも。ところが他のスタッフは、「いまあの薬をやめたら痛みも強くなるから飲んでおいたほうがいい」と考えた。

結局、とりあえず本人の言われる形で、モルヒネだけ増やして他の分はやめることになりました。するとやはりまだ「痛い、痛い」とおっしゃるので、やめた薬をまた戻すことに……。そういった状況にあります。患者さんの思いと医学的に推奨される方法をともに抱えて、一緒に悩む。そうしながらなんとか出口を探していく。それが自分たちにできる最善のことなのではないかと私は考えています。

近藤　医療者と患者が、治療について対等な立場で話し合うのは、容易ではないように思います。患者も、医師に「このほうがいいと思う」と言われたら、それに対して反論するすべがない場合がほとんどかと。医師の側の、患者の声に耳を傾けようという強い意識が必要そうですね。

岸本　そのように思います。そこで重要になるのが、「ナラティブ・ベイスト・メディスン（Narrative Based Medicine、ＮＢＭ）」という概念です。これは、病気を一つの物語と捉えて、患者を物語の語り手として尊重すると同時に、医学的診断や治療法もあくまで医療者側の一つの物語と捉える、そして治療というのは、その両者を擦り合わせていくことだとする考え方です。

ナラティブとは「物語」のことです。大切なのは、患者の語りも医療者の側の医学的な観点も、どちらも絶対視しない姿勢です。医療者は、両者を同等の重みを持ったものとして捉えて、患者の話を聞き、対話するということに意識を置かなければいけません。

近藤　なるほど。ただ医療者としても、患者の語りを、自身の医学的観点と同等の重みで聞くというのは簡単なことではないように思いますが、できるものなのでしょうか。

岸本　そうですね、確かに簡単ではないかもしれません。特にいま、エビデンスが大事だと強調されることが多いなか、エビデンス的な観点からは価値を見いだしづらい患者の語りが軽視されるケースは多いだろうと想像できます。医師がエビデンスを強く意識しすぎると、患者の語りを自分の医学的な判断と同等に考えるのは難しいでしょう。エビデンスが強調され過ぎることの問題の一つはこの点にあります。

近藤　エビデンスは、あくまでも統計学的な観点からしか、何がよいかを言えないわけですよね。それに対してＮＢＭの考え方は、個を尊重し、個別性に重きを置く。

岸本　そうです。実際、個々の患者の状況は、それぞれに違い、簡単に枠にはめて統計学的に考えられるものではありません。その人の話をよく聞き、気持ちを近づけて想像することを通じてしか見えてこないことが多くあります。そうしたことを繰り返していくうちに、個々の事例の前ではエビデンスや医学的な常識のようなものが決して確実なものではないことも見えてくるのではないかと思っています。

私自身についていえば、まだ駆け出しの医師だったころにこんな経験がありました。

骨髄異形成症候群（こつずいいけいせいしょうこうぐん）という病気から白血病に移行した若い女性の主治医をしていたのですが、彼女は、医学的には骨髄移植が絶対に必要とされる状態でした。しかしご両親はしたくないと頑なに拒まれた。

結局、移植はせずにそのまま抗がん剤治療を続けたところ、途中いろいろな状況を経ながらも、結果としては元気になられたんです。その後も再発の兆候もなく、ほとんど治癒したといえる状態になりました。そうした段階に至って、私は、ご両親の選択は正しかったと思うようになりました。

そうした経験を積み重ねることで、医師は医療の主役ではないこと、医学的に正しいとされていることでも絶対ではない、ということが身に染みてわかるようになっていきました。

近藤　やはり実際にそのような経験をされているのですね。経験や実感の積み重ねが、医師の姿勢や考えを決めていくのだなあと改めて感じます。それは医師だけに限らないことだとは思いますが。

一方、同じ経験をしても、その経験がどう生きてくるかはその人の根本にある考え方やものの見方によって変わってくると思います。いまお話しくださった女性の患者さんの例のような体験をしても「今回はたまたまだ、医学的にはやはり骨髄移植をするべきだった」

と考える医師も少なくないのではないかと思います。岸本先生の根本にどのようなご経験があるのか、改めて気になりました。

また、ＮＢＭの考え方は、医療者と患者という関係以外でも、あらゆる対話において重要になりそうな意識ですね。個人的には、親として子どもに接するときも、ＮＢＭの根本にある考えを意識しておくことは大切なように感じました。親として、子どもの語りを尊重し、十分に耳を傾けることが大切なんだろうなと。

岸本　ＮＢＭ自体は、医療における話ではありますが、通じる部分はおおいにありますね。

まずは聞く。そして考える

近藤　私自身、取材を通して、人の話を聞く機会が多くあります。そのため、聞くための方法についてはいろいろと考えてきました。

特定の分野について専門家などに話を聞くときは、うまく聞けるかどうかは、どれだけ事前にその分野に習熟できたか、といった知識的なことに左右されることが多いと感じます。しかし、個人的な話、とりわけ、いたみを抱える人に話を聞く場合は、そうではありません。知識の有無よりも、相手に対する自分自身の意識や姿勢が問われると思います。

私の場合は、特に、吃音の取材において当事者に話を聞くことが多かったのですが、自分の聞く姿勢については、いつも、あれこれ考えてきました。私自身も吃音の当事者であるため、吃音の苦しさについては自分なりに実感があります。しかし私は、いま現在は症状はあまりなく、吃音で悩むことがほとんどなくなっています。そのため、いままさに悩んでいる当事者に対して「気持ちわかります」などとは簡単に言えないと思っています。いまこの瞬間に悩んでいるということと、過去に悩んだ経験があるということは、まったく別のことだと思うからです。

その意識を持った上で、でも自分なりに経験してきた苦しさを道しるべに、いま困難を抱える当事者の話を聞くとすれば、自分はどうするべきか。相手がどもって言葉が出ずにいるとき、どう待つか。目線はどうするか、相槌はどうするか。明確に言葉にはできませんが、そのときそのときでなんとなく、この場合はこうしよう、というのが自分の中にある気はします。

話を聞く上で、この場合はこうというようには一般化できないと思いますし、すべきではないとも思いますが、でも対話の際には、なんとなくの応答のパターンのようなものがあるのではないか、と思ったりもします。

実際の対話の場での具体的な応答について、第一章ですでに、決まった方法論のようなものがあるわけではないと、話していただきましたが、そこをあえて、もし何か心がけていることがありましたら、教えてください。

岸本 そうですね、自分自身の対応の中で、なんらかのパターンのようなものはあるのだろうとは思いますが、具体的にこのように聞いている、と言語化できるものは、やはりあまりないんですよね。あえて言えば、といってもやはり具体的な方法とは言えないかもですが、心がけているのは、相手の言葉をまずは聞く、ということでしょうか。まずは聞き、どんな内容が出てくるかによって、その都度、自分の感覚に沿って応答しているという感じです。

近藤 「相手の言葉をまずは聞く」。シンプルなようで、難しいことのように思います。もう少し詳しく教えてください。

岸本 たとえば、がんの患者さんがいたとして、その方が抗がん剤治療を一度断っているとします。その後、対話をするときに、私がその人に対して「抗がん剤治療を断った患者」という意識を持っていると、話を聞くときにどうしても、その枠組みに影響を受けます。その前提で話を解釈してしまう。すると、その枠組みを超えた展開にはなかなかなりにくい。一方、その意識をできるだけ遠ざけ、「判断を宙づりにして、まずは話を聞く」という意識を持つと、より広い展開の可能性が開けるように思います。

実際にこのようなケースで、その後患者さんが「やはり抗がん剤治療を受ける」と言われて、受けて、結果として望ましい展開へ向かったことがありました。それは多少なりとも私たちのチームが、判断を宙づりにして、まずは聞く、という姿勢を保っていたからのようにも感じています。

いずれにしても、毎回毎回、患者さんの状況もやり取りの内容も異なりますし、私がどう反応するかというのは、本当にケースバイケースです。ただ常に、「話を聞いてからこちらがどのように役に立てるかを考えていく」という意識を持ち続けていたいと思っています。

近藤　判断を宙づりにして、まずは聞く、という姿勢、納得です。そして、対話の中で実際にどう応答するべきかについては、やはり、具体的なテクニックのようなものはない。そのときそのときで自分がいいと思った応答をするしかない。そのことを意識することが大切なんだと、改めて感じさせられました。

医療の現場での話の聞き方の問題点

岸本　少し話がずれるかもしれませんが、エビデンスが重視される現在の医療の中で、医師や看護師の話の聞き方について私は懸念していることがあります。これは緩和医療の話になりますが、この分野では、緩和ケアの成果とケアの質の高さを客観的に評価するために、STAS-J（Japanese version of Support Team Assessment Schedule）という評価ツールがよく用いられています。簡単に言えば、「痛みのコントロール」「患者の不安」「家族の不安」「患者と家族のコミュニケーション」といった項目ごとに、点数をつけて評価するというものです。たとえば「痛みのコントロール」の項目であれば、次の五段階によって点数がつけられます。

0＝なし
1＝時折の、または断続的な単一の痛みで、患者が今以上の治療を必要としない痛みである。

2＝中程度の痛み。時に調子の悪い日もある。痛みのため、病状からみると可能なはずの日常生活動作に支障をきたす。

3＝しばしばひどい痛みがある。痛みによって日常生活動作や物事への集中力に著しく支障をきたす。

4＝持続的な耐えられない激しい痛み。他のことを考えることができない。

このように項目ごとに点数化して評価することに対して、私は複数の問題点を感じています。それらについては、『迷走する緩和ケア』に詳しく書きました。

話の聞き方という点について言うと、このように項目ごとに評価基準が決まっていて、それに沿って評価することを医療者に意識させること自体に問題があると考えています。聞き方がどうしても、基準に引っ張られることになるからです。つまり、医療者の中に、あとでこの評価基準で点数化するということへの意識があると、知らないうちにこの評価のために必要な情報を聴取するような聞き方になりかねません。医療者の側に、この点を聞かないといけないという意識が生じるために、患者自身の流れに沿ってその言葉をまずは聞く、ということがどうしても難しくなるのです。それは大きな問題だと思っています。

近藤　その懸念はすごくわかります。自分自身、取材する立場として話を聞くとき、決められた時間の中で必要な情報を得なければならない場合は、相手の話の流れを切ってでもこちらの質問をしなければならなかったりします。取材においては、それはときに必要なことでもあるのですが、本来、患者の話をじっくり聞くことが重要な場で、医療者がそのようになってしまうのは問題だというのはすごく納得です。情報を得るために話を聞くという意識になると、話を聞く意味が変わってきてしまいます。

それとはまた別の話かもしれませんが、自分自身、患者として病院に行くと、話しているのにずっとパソコンを見ている医師が多くて、どうしてこうなのかな、とよく思います。先生のいまのお話を聞いて、それは患者を人としてというより、データや情報の提供者として見ているからなのかもしれないなと、ふと思いました。少なくとも最後に挨拶するときくらい、ちょっとこっちに顔を向けてくれてもいいんじゃないかと思っても、最後の最後までパソコンの画面を見たままだったり（笑）。忙しいだろうことも想像できるのですが、それにしても、と思うときがあります。

岸本　確かに、残念ながら、いまはそういう感じの医者が少なくないですよね……。僕はだから、患者さんとやり取りしているときはほとんどパソコンは見ません。患者さんを診たあとに、記憶に基いてさっとカルテを書くという感じですね。一方、先ほども少しお話ししましたが、回診では、朝、一〇人や一五人のところをざっと回って、そのあと情報共有のカンファランスがあるので、それが終わってからカルテを書き始めます。そのときに記憶に残っていることをベースに書いています。

近藤　患者さんとのやり取りもそこに？

岸本　そうですね。昔は、患者さんとのやり取りを書いたりすると、上の先生から、「余計なことを書くな」とかって言われたりもしたので、カルテにはあまり書けなかったのですが、いまは上から怒られる年齢ではなくなったので（笑）、私たちの緩和チームのカルテは、語り形式にしてみなでシェアしています。私たちが患者さんとどんなやり取りをしているかを主治医の先生にも見てもらえますし、私たちのカルテを楽しみにしてるって言ってくれる主治医の先生も何人かいらっしゃいます。

そのように、語り形式のカルテを書くことは、日々起きていることのプロセスを他のスタッフや主治医と共有できるようになる、という点でまず重要ですが、加えて、自分自身にとっても大きな意味を持っています。それは、自分自身が患者の語りをどのように聞いているかを振り返る大切な材料になるからです。その意味では、意識すべきなのは、患者の語りをすべて正確に記録しようとすることではなく、短くてかまわないので、自分が話した言葉も含んだ相互のやり取りを、記憶に基づいて逐語的に書き残しておくことです。

そのような記録を一日数行程度ずつだけでも残していけば、患者と重ねてきた会話の流れや診療のプロセスが見えてきます。自分のかかわりが相手にどのような影響を与えているかというのも見えてきます。患者さんを診ていく上で、これはとても大切なことだと感じていて、ずっと続けています。

近藤　正確に記録しようとするのではなく、記憶に基づいて逐語的に書き残しておく、という点は、岸本先生が今回のインタビューに関して希望されたことに重なりますね。先生は、対話を録音してその音源を元に原稿を書くのではなく、対話したときの記憶に基づいて書いていってほしいとおっしゃいました。横にレコーダーを置いて話を聞くのと、記憶してあとから書き起こそうとして聞くのとでは、聞き方そのものが違ってくるから、と。

岸本　そうですね。録音すれば、もちろん話された「言葉」自体は正確に記録されますが、その言葉の背景にある「意味」、つまり、話を聞きながら感じたり考えたりしたことまでは記録されません。記憶してあとから書き起こすということを繰り返しやっていくと、自分の聞き方が見えてきて、その「意味」の部分に自覚的になれます。そこにこそ、人と人が対話する際のもっとも大切な部分があると私は思っています。

近藤　私自身、インタビューをする際に、レコーダーを回さないほうがその場の雰囲気や空気感をしっかりと記憶できるということは実感として感じてきました。そのため、おっしゃることがとてもよくわかります。本当はこのインタビューもそのようにできればよかったですが、今回の場合は、記憶に基づいて書き起こすことは自分にはあまりにも困難なため、レコーダーを回させていただいてます……。しかし、言葉の背景にある「意味」の大切さを意識するということは、肝に銘じて、原稿を書いていきたいと思っています。

治療構造について

近藤　前章で、患者さんの話を聞く際には、「治療構造」を意識することが大切だとおっしゃっていました。その点についても詳しく聞かせてください。

岸本　臨床心理では、話を聞く枠組みが大事だとされます。つまり、クライアントが希望すればいつでも話を聞くのではなく、週に一度なら一度、時間は何分、と決めるべきだということです。それが治療構造と呼ばれる考え方です。最初にこの考え方を提唱したのは、精神分析の創始者であるジークムント・フロイトです。

　フロイトが活躍したのは一九世紀末から二〇世紀初めごろですが、彼は、「精神分析」というアプローチに沿ったやり方で話を聞くことで、当時ヒステリーや神経症と呼ばれた範疇（はんちゅう）の症状を持つ患者さんたちを治療する道を開きました。精神分析とは、簡単に言えば、人間の心は意識と無意識の両方から成り立っていると考え、無意識の部分に働きかけることで心の問題を治療しようとする方法です。

　そのころは、ヒステリーなどの症状をどう治療すればいいかはまったくわかっていない時代でした。そのため、フロイトの考えに賛同する医師たちが、精神分析的なアプローチを広く採用するようになったんですね。それがのちの精神分析学派を作っていくわけですけれども、そのときに、いろいろと問題が起こってきたんです。話を熱心に聞けば聞くほど、治療者と患者さんとの関係は深くなっていきます。その結果、患者さんと肉体関係をもってしまうような医者が出て来たり、反対に、患者さんの病的な症状の影響で、医者も発病してしまったり、自殺をしたり、事故を起こしたり、といったことが生じるようになりました。

そうしたことから、健全な形で治療が継続されるためには、枠組みが必要だという考え方がでてきたわけです。枠組みの中で話を聞くことが大事だと。たとえば日本では、週一回五〇分が、カウンセリングの標準的な枠組みになっています。もっと話を聞いてほしい、と言われても、カウンセリングの場合は、基本的には、次の予約まで待ってくださいというスタンスなんです。

近藤　いますごくしんどいから、ということで急遽話を聞いてもらう、というわけにはいかないんですね。

岸本　原則としてはそうなります。しんどいときにはいつでも話を聞くという方法でやっていくと、大変な患者さんは、どんどん頻度が上がってくることがあります。そうなったら、聞く側の負担が大きくなって、どこかで「これ以上聞けません」となる。すると今度は、たとえば「なんで私の話を聞いてくれないんですか」「先生、裏切るんですね」といっった具合に、反転が起き、こじれていったりもする。その結果、いままで聞いていたことが全部台無しになる、ということにもなりうるんです。または逆に、どんどん深い関係になってもつれてしまうということもある。

そうしたことからフロイトは、治療の枠組み以外では患者と会ってはならない、決められた時間で会うようにすべきだ、と言うようになったのです。それが、治療構造です。

カウンセリングをする人たちは治療構造を明確にする大切さを学んでいます。私も学生時代にそのことを知りました。ところが、医者は逆なんです。医者には応召義務があり、求められた治療を正当な理由なく拒んではならないのです。私は、がんを治療する医師という立場で患者さんの話を聞いてきたので、この点にどう折り合いつけるかというのが難しい問題でした。

近藤　第一章で、あまりに頻繁に呼びつけられて怒鳴ってしまったという話がありましたが、どうするべきか悩ましい問題になるわけですね。医者としては基本的に拒めないし、しかし心理療法としては待ってもらうべき、という……。

岸本　そうですね。一律にこうしたらいい、ということはなかなか言えないところです。ただいずれにしても、私は、治療構造を明確にするということの意味がわかっていないと、ちゃんと話を聞くことはできないのではないかと思っています。

私は心療内科の外来を担当していたときもあったのですが、そのときは週一回、もしくは二週間に一回、時間は一回三〇分という枠組みでお会いしていました。
たとえば、毎回ずっと沈黙されたままで、こちらがいくら言葉を掛けても何も話されない方もいます。その場合も、三〇分という枠があるからこそ、沈黙し続けられるのだと思います、お互いに。また、結論が出ない話でも、三〇分なら三〇分、五〇分なら五〇分という区切りがあれば、話すほうもその中でまとめようとする。なので、難しい話、大変な話ほど、そうした枠組みの守りが必要になるところがあります。それがあるから、中身に入っていけるというところがあるんですね。

近藤　なるほど。

岸本　裏切られた体験をたくさん持っておられる患者さんなんかだと、いくら「あなたの話を聞きます」と言われても、「この人本当に信用できるかな」と思うし、なかなか信頼関係を築くのは難しかったりします。でも、「毎週この時間にお会いしますよ」ということを約束して、その時間を必ずその人にためにあけておく。すると、無意識にだったりもするのですが、たとえば「先生は本当にこの時間を私のためにとってくれているんだろうか」と疑う気持ちもあったりして、一回無断で来ないとか、そういうことをされる場合があるんですね。でも、次の週もまたその時間はちゃんととってある、ということがわかると、本当に自分のために時間をとっておいてくれているというのが無意識のうちに伝わる。それで信頼関係ができるということもあるんです。

そのように、内容でつながるというよりは、ちゃんと時間をとっておくということが安心の基盤になることがあるんですね。私はこれは、臨床心理学の知恵だと思うんです。状況が難しい人ほど、外枠を固めることで安心の基盤を提供できるというところがあるとも感じます。

近藤　確かに、内容でつながる、つまり人と人が心でつながっている場合というのは、どう崩れるかわからない、またはつながっているか崩れているかが簡単にはわからない、という不安定さがありますよね。それゆえに、内容とは離れた枠組みによってつながりを担保するというのは、確かに納得のいく方法ですね。

岸本　そうですね。ただ一方、そうは言っても、本当にこの方はいま危ない状況にありそうだと感じて、枠外だけれども会わなきゃいけないと思ったときは、枠を超えて会うこともあります。だけどそれは、こっちが良かれと思って会っているというよりは、枠の中で収めることができなかった自分の力不足によって会ってるんだと考えられるから、患者さんのために、という恩着せがましい気持ちで会うのを避けられるんです。

近藤　一個人として、誰か困っている人から相談を受けて話を聞く場合も、こういう治療構造の考え方を知っているだけで心構えが変わってきそうですね。友人同士とかであれば、「困ったときにはいつでも相談してね」と言ったとしても、普通は、そんなに高頻度で相談されることはないという前提がありますよね。でも、もし実際にそうなってしまったときには、治療構造の考え方を意識しながら対応するのが双方にとってよいのだろうなと感じました。もちろん、ちゃんと学ばなければ十分に実践はできないのだろうとは思いますが、知識として知っているだけでも、心構えが変わりそうです。

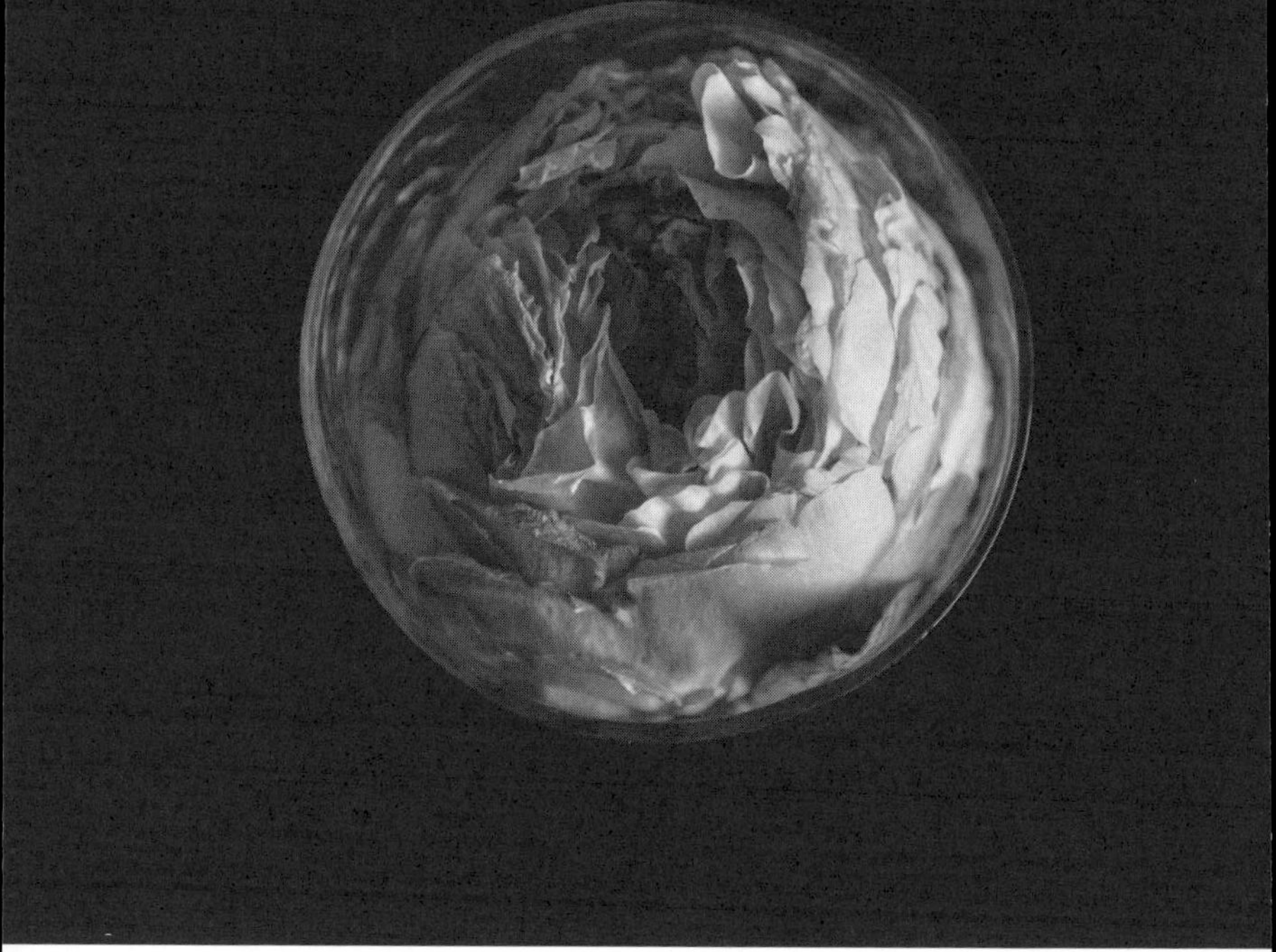

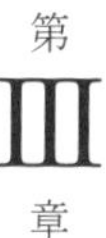

夢によって開かれた心理学への扉

岸本先生の医療者としての姿勢や考え方は、ここまでである程度知っていただけたかと思います。現代の医療の中でこぼれ落ちがちである個への意識を、医師としてとりわけ大切にしてきた方のように感じます。では、岸本先生はなぜそのような姿勢を持つようになったのか。この章ではその点を詳しく聞いていきます。

岸本先生は、「夢」が大きく関係していると言います。はじまりは、医学部の学生時代のある日、一つの衝撃的な夢を見たことでした。

> 池の畔。軍服姿の日本兵が紫色の衣装を纏った若い女性を、流れ作業方式で次々に池に投げ込んでいる。女性は両手両足を縛られており、口には布を詰め込まれている。女性が水中でもがき苦しんでいる場面となる。非常にリアルで、いつの間にか私はその溺れている女性となり、苦しんでいるところで目が覚める。
>
> （『癌と心理療法』三二頁）

この夢について岸本先生は、夢を見た直後、その二年後、そのまた二年後、そしてそのさらに三年後と、たびたび考察しています。それほど、この夢を自身の中に深く持ち続けていました。この夢を見たことは「存在を根底から揺すぶられるような体験」だったとも書いています。

それは氏が大学三回生だった一九八七年の八月、河合隼雄（かわいはやお）の著書『明恵　夢を生きる』を読み終えた日のことでした。

『明恵（みょうえ）　夢を生きる』は、明恵という鎌倉時代の僧侶で、生涯にわたって夢を記録し続けたことで知られる人物について、河合が書いたものです。明恵の夢の中身を読み解きながら、河合が夢とは何か、夢は人生にどのような影響を与えるかを論じています。ちなみに河合は、日本人として初めてユング派分析家の資格を得、その後日本に臨床（りんしょう）心理学の礎を築いた人物として知られます（ユング派：カール・グスタフ・ユングが創始したユング心理学）。

さて岸本先生は、この本を読み終えた直後に見た先の夢を皮切りに、夢があふれ、以後一週間ほど、一晩に何度も夢を見ては目を覚ますということが続きます。意識が極度に緊張し、このままでは気が変になってしまう予感もして、その状態から脱するために、とにかく夢を記録しようと決め、書き始めました。すると徐々に夢の数が減り、夢を忘れることができるようになっていったそうです。

そうした経験もあって、岸本先生は、河合の臨床心理学の世界へと強く興味を引かれるようになっていきます。そして四回生のときに、河合のもとで助教授をしていた山中康裕（やまなかやすひろ）の講義を聞く機会があり、その講義に岸本先生は深く心を動かされます。聞いている途中から身体の震えが止まらなかったというほど感銘を受け、そののちに、臨床の道へと進むことを決意することになるのです。

『明恵　夢を生きる』を読んだあとに夢があふれ出た体験は、岸本先生にとって決定的に重要な意味を持っていました。夢はどのように岸本先生を導いたのか。そして氏が、現在のような姿勢を持つに至った経緯はどのようなものだったのか。この章では、岸本先生自身のこれまでについて伺います。

学生時代に夢があふれ出した

近藤　先生は、本の中で患者さんの事例を紹介する際、患者さんの病状の変化や心の動きだけでなく、先生自身が患者さんとどうかかわり、何を感じたかといったことも詳細に書かれています。それが印象的でした。特に、『癌と心理療法』の中ではこう書かれています。

「悪性腫瘍(しゅよう)患者と接していると、治療者自身がどう生きるか、どう死ぬかということが常に問われ、それが治療の在り方にも少なからず影響を与える」(八頁)。

また、患者が極めて困難な状況に直面し、まるで「異界」にいるごとく感覚などが変化した場合、そうした患者と接する際には、「治療者の側も意識水準を変える必要があり、治療者自身の問題を抜きには語れないと考える」(八頁)と。

この点についてもよく理解したく、この章では、岸本先生が現在のような姿勢を持つようになった経緯を伺っていきたいです。やはり強く印象に残っているのは、先生と夢とのかかわりです。夢が先生にとってどのようなものだったのか、詳しく教えてください。

岸本　河合隼雄先生の『明恵　夢を生きる』を読んだあとに夢があふれてきた体験は本当に大きなものでした。医学部の三回生で、ちょうど解剖学実習が終わったあとくらいだったというのも影響していると思うのですが、夢の中でものすごく「死」にまつわるイメージがたくさん出てきたんです。

近藤　最初に見たという、日本兵が女性を池に投げ込む夢がまさにそうですね。

岸本　はい。その晩は一晩に七つの夢を見ました。見て、目が覚めて、また見て、目が覚めてと、それが朝までずっと続いたんです。ずっと起きている感じでした。

そのような状態が続いて発狂してしまうのではと怖くなり、どうしたらよいかと考えて、夢を書き留めるようになりました。その状態は一週間ぐらいしたら少しずつおさまっていったんですけど、その後も夢日記を書くようになり、結局、大学を卒業するまでの間に七〇〇ほどの夢を記録しました。

近藤 七〇〇も！ 過去に見た夢の記憶などほとんど残ってない自分からすると、それだけの数の夢を実際に文字に留めているというのはすごいことだと感じます。『癌と心理療法』の中では、先生ご自身ががんになる夢、腹部切開される夢、死にゆく少女を医師として見送る夢などについて書かれていましたが、病気や死にまつわる内容のものがかなり多くあるのでしょうか。

岸本 ものすごくたくさんあります。死体の足を抱えてうわーっと走っている夢、海が広がっているのだけれども、よく見ると死体が、溺死体の状態で埋まっているとか。青い海なんだけれども、よく見ると死体が密集して埋まっているとか……。自分が銃を持って他の人を銃殺するとかいうのもあれば、自分が追われているようなのもありました。そういう「死」のイメージのものでは、本にはちょっと書けないような夢もたくさん見ています。七〇〇の中の一〇〇とか二〇〇とかはそんな夢でした。

幼いころから死が怖かった

近藤 最近、心理学者の河合俊雄（としお）氏のインタビューを読んだら、自分がどうして心理学に興味を持ったかといったら、「死」への恐れが小さいころからあったのがきっかけだった、といったことを言われていました。彼のお父さんである河合隼雄氏も同様なようですね。岸本先生は、幼少期に死に対してどのような意識を持っていたかについて、記憶はありますか。

岸本 私も、子どものころからすごく死を怖がっていました。自分は親から離れることをずっと怖いことと考えていて、実際なかなか親離れができなかったのですが、その背景には、死への恐怖があったんだろうなと思います。

特に夜、一人で寝るのが怖くて、小学校のキャンプなんかは大変でした。親元を離れるのがものすごく怖かったんですね。幼稚園のときに、家に帰ったら誰もいなくてパニックになって、近所中、泣きながら歩き回ったこともあったらしいです（笑）。その翌日以降、ほとんど幼稚園に行けなくなったそうです。

近藤 死ということがはっきりと意識できてなくても、何か漠然とした、闇の向こうに引っ張り込まれるような怖さがある感じでしょうか。

岸本　そうですね。こんな記憶もあります。私の母親が鳥取の佐治村というかなり田舎の出身で、私が中学に入るくらいまで曾祖母（そうそぼ）がそこに暮らしていました。夏になったりするとその曾祖母のところへよく行っていて、それが楽しみだったんですね。

たしか小学校へ入って間もないくらいのころ、弟と妹と三人だったか弟と二人だったかで、子どもだけでそこへ泊まりに行くことになりました。当時住んでいた家からバスで二時間だったたと思います。

無事に曾祖母のところまで行くことはできたのですが、夜中になったら怖くなって、私がパニックになってしまったんです。泣き叫んで、とにかく母親を呼んでほしいとわめき散らして、結局、夜中に父親と母親がタクシーで迎えに来てくれました。それぐらい僕は、母子分離というか、親離れができなかったんです。すごく怖かったんでしょうね。その怖さは、中学に入っても、高校に入ってもそんなには変わりませんでした。何かいつも「死」と隣り合わせというか、自分がいつ死ぬかわからないという感覚がずっとありました。明日の朝になったら自分は死んでいるかもしれないというような。

だから、ちょっと遠出をしたりするときなんかも、もし自分が出先で死んだ場合に、知らない人に見られても恥ずかしくない準備はしておきたいという意識はいつもありました。具体的に準備するかしないかは、場合によりましたけれども。

そんなだったので、大学に入って京都に一人で住むようになってからも大変でした。あまり社交性もなくて人付き合いも苦手なほうでしたし……。

近藤 そうだったんですね。

岸本 父親がものすごい心配性なので、それを受け継いだというのもあるのかもしれません。父親は、いまだにというか、僕が初めて国際学会に行かせてもらったとき、すでに三〇歳を越えていたのですが、外国に行くという話を聞いたら心配になって体調を崩してしまったくらいなんですよ（笑）。

近藤 そうでしたか（笑）。でも、それを聞くと、お父さん、とても優しそう印象を受けます。

岸本 父は少し体が弱くて、宗教的なものに支えを求めていたところがありました。私も幼いころ、休日なんかに結構、お寺とかに連れて行かれました。そういうときに時々屏風（びょうぶ）絵なんかを見たりしたのを覚えているのですが、あるとき、いわゆる「中有（ちゅうう）」について描いた絵を見たことがあってそれがとても記憶に残っています。つまり、四十九日です。人が死んでから行く先が決まるまでの四十九日の間、どんなところを通っていくかを描いた絵です。

お坊さんが、その絵を指し示しながら意味や内容を説明してくださるのですが、それがかなりインパクトが強かったんですね。地獄というか、死の世界ってこういうところなのか、みたいなイメージが、その絵を通してビジュアルとして自分の中にできていったようにも思います。

近藤　幼少期に得たそのイメージがずっと残っているというのは、すごいですね。それだけ死に対して、岸本先生が当時から意識的だったということのようにも思えます。ちなみに、死を恐れる気持ちというのは、いまも同じなのでしょうか。

岸本　死そのものに対する恐怖感は、京都に出てくる前の一〇代までと比べると、最近はだいぶ薄らいでいるとは思います。とはいえ医師になって間もないころはまだ強くありました。患者さんの話を聞くのも、今日のうちにしておかねば、という気持ちがよくあったんですね。明日は（私の命が）どうなっているかわからないから、と。

でもそれが患者さんのためなのか、それとも自分の不安のためなのかっていうのがわからなかった。そんなときに、患者さんに指摘されたりもしました。「先生、先生のほうが大変で話を聞いてもらいに来たんでしょ」とか（笑）。私としては患者さんが大変だと思って話を聞きに行くのですが、患者さんには、私のほうにある不安のようなものを感じとられたりもしていたんですね。「今日は何かあった？　先生」とかって聞かれたりもして。

近藤　死への恐怖が薄らいだのは、医師として、多くの方の死と実際に向き合ってこられたことと関係しているのでしょうか。

岸本　そうですね。たくさんの患者さんを実際に診て、お見送りして、自分自身もすごくつらい思いをしたり、いろいろ感情が動いたりするなかで変わってきた部分もあります。ですが、自分としては、やはり夢の中でいろいろと格闘してそれを記録するという作業をしてきたことが一番大きかったように思います。「死」に対する恐怖感は、たぶんその過程でだいぶおさまったというか、それなりに自分の中で距離が取れるようになったような気がします。

医学的な観点だけからは見えてこないことがある

近藤　岸本先生が心理学を学び出されたのは、夢との格闘を経たあとのことですよね。心理学を実際に学ぼうと決心されたことは、やはり夢との関係が大きいのでしょうか。

岸本　『明恵　夢を生きる』を読んで夢があふれたのが三回生のときで、心理学を学び出したのはその翌年、四回生のときです。

ちょうどそのころ、自主研修というプログラムが医学部の中にできて、四回生は三カ月間、自分の好きな研究室で研修を受けられることになりました。研究室は自分で探すことになっていて、ほとんどの学生は、基礎医学や臨床といった医学部の研究室で三カ月を過ごすのですが、僕は心理学への関心が強くなっていたために、教育学部の臨床心理学教室で研修を受けさせてもらえないかと考えました。そこで、同じく臨床心理学に関心を持っていた同級生五人とともにお願いに行ったんです。すると、当時、河合隼雄先生のもとで助教授をしていた山中康裕先生が窓口となって受け入れてくださいました。

　そうして、教育学部の大学院で、臨床心理の基礎トレーニングを受ける大学院生に交ざって学ぶことになりました。当時、臨床心理士という資格ができたばかりの時代でしたけれど。そこで事例研究という方法に出会い、衝撃を受けたんです。

近藤　事例研究はどのように衝撃的だったのですか。

岸本　自主研修に先立って山中先生が、私たち医学部生と大学院の一回生とを対象に特別講義をしてくださったのですが、そのなかで私は初めて、事例研究というものに接しました。それは、原因不明の蕁麻疹（じんましん）で精神科に紹介された若い女性の事例で、山中先生が絵画療法を導入したことで患者さんが蕁麻疹から抜けていく経緯を話されました。

　患者さんが悩み苦しんでいる状態からどう立ち直っていかれたか。その治療経過が詳細に語られるのですが、それは医学部ではほとんど顧みられない事柄でした。医学部では、診断についてはとても細かく見ていくことを教えられるのですが、治療の経過については、そうではないんです。この病態であればどのような方法があるか、投薬なのか手術なのか、といった一覧が示されるくらいでした。また心理療法が、心だけでなく蕁麻疹のような体に起きている症状にも有効であるということにも強い衝撃を受けました。

近藤　岸本先生にとってとても印象的な特別講義であったことがすごく伝わってきます。

岸本　自主研修が始まってからも、驚かされることの連続でした。たとえば山中先生が実際にカウンセリング（または面接）をされるときに、みなで衝立の後ろで聞かせてもらうんです。カウンセラーが実際にどんなふうにクライアントの話を聞いているのかを見させてもらうわけです。また、当時、大学院生たちも実際にクライアントを受け持っていたので、その際にどんなトレーニングをしているかも見させてもらいました。

大学院生たちはそれぞれ、一回五〇分の面接の内容を面接後に逐語で、つまり、話したとおりの言葉で、記録に残していました。そしてある程度面接の回数を重ねた段階で一時間くらいにまとめて発表するんです。それを、学生、教官、研修生など含めて大勢の人が聞いて、発表後にさらに二時間くらいかけてディスカッションする。「ここでクライアントさんが言ったことに対してあなたはどう思った？」とか、「ここで君は何か言わなかったのか」とか尋ねられて、発表者が答える。生の言葉をつなげる形で発表されるので、どんなやり取りが行われたのかがすごくリアルにわかるわけです。

それを見て私は、これはすごい方法だなと思ったんです。医学部で症例検討をやっても、検査データを出してこういう治療をしました、というだけです。その患者さんが何を考えているかといったことには一切触れない。医学の症例検討のスタイルと、心理学の症例検討のスタイルとがまったく異なったために、これはすごいって思ったんです。

近藤　一例一例を、ある意味データの一つとして見る医学とは、考え方が真逆といえるくらい違うんですね。

岸本　そうなんです。このような一人ひとりに着目した事例研究は、河合隼雄先生が重視された方法です。河合先生の中に、一例一例を大切にしなければならないという考えがあって、それを実践していく方法論として事例研究があった。私はそれを学生時代に目の当たりにして、いずれ医師になったら、自分は臨床心理学的アプローチを診療の中に取り入れたいと思うようになりました。ここで見た事例研究のように、自分も、カルテとは別に逐語記録を残そうと。そしてその後医師になり、実際に患者さんと接していくなかで、その気持ちはさらに強まっていきました。

近藤　ただ、医学、医療の現場においては、臨床心理学的な一例一例に着目する方法は一般的ではないのですよね。実際に医師になられてから、それでもやはり臨床心理学の方法を取り入れることが必要だと感じたのはどうしてですか。

岸本　先の大学四回生の自主研修自体は三カ月だけだったのですが、その後も毎月、山中先生が勉強会を持ってくださって、臨床心理学を学び続けました。論文やら本やらを読み、英語の論文なんかを分担して翻訳して先生のところに持っていく。すると先生が、それに関連したいろんな知識やら背景やら裏話やらをたくさん教えてくださるんですね。その時期に、個をすごく大事にする山中先生の治療観に大きく影響を受けました。

その期間が土台になって、私自身も、個を大事にすること、一例一例をしっかりと見ていくことの大切さに確信を持つようになりました。そして医師になってみると、その確信は強まっていったんですね。

特に、医師になった直後に、そのことを痛感する経験がありました。それは自分が担当する三人目の患者さんだったのですが、その方が、「長谷川式簡易知能評価スケール」という知能検査をやったあとに、いわゆる「せん妄（もう）」の状態になったことでした。

せん妄というのは、がん患者では高頻度で見られる意識障害で、つじつまの合わないことを話したり、夢を見ているような意識状態になることです。せん妄は心理的な要因では生じないとされているため、通常、医学的には、質問に答えてもらう形式の長谷川式の検査をやった直後にせん妄になったからといって、検査が原因だとはみなされません。しかしこのとき、患者さんがなぜせん妄になったのかを考えてみると、知能検査をしたことしか思い当たりませんでした。身体的に何か変化が起こったわけでもない。知能検査をやって不安になられたことがきっかけだったのだろうと思ったんです。

その後もそうした経験を重ねていくうちに、たとえ、一般的にはこうだという定説があったとしても、個々の事例はそれで判断できない場合があるということを強く実感するようになったんです。

近藤　長谷川式の知能検査というのは、今日は何月何日ですか、といった簡単な質問をするものですよね。

岸本　そうです。何月何日ですかとか、日本の首相は誰ですかとか、ここはどこですか、というような質問をして答えられるかをみる検査で、基本的には認知症を調べるために作られたものです。その患者さんは、そうした質問にあまり答えられませんでした。そして、どんどん不安になっていかれるのが見て取れました。「ありがとうございました」って言って終わったんですけれど、その夜に、不安が爆発したというか、いろんなことがわからなくなっていかれたんです。その方のお母さんはすでに亡くなっておられましたが、お母さんが来ている、そこにお母さんがいると言われたり、お母さんのところにいかなきゃといった具合で落ち着かなくなられた。身体症状や薬物の影響でせん妄が出たのではなくて、心理的な面からせん妄が出たと私は考えました。

近藤　通常の医学的な観点では、せん妄は、身体的要因か薬物の影響で起きると考える。知能検査がせん妄の原因だと考えないわけですね。しかし実際には、そういうことが起こった、と。

岸本　はい。おそらくこれは、医学的な方法論だけでは見えてこない側面だと思うんです。臨床心理学の方法論でもって患者さんとやり取りすることで初めて見えてくる側面なのではないかと思いました。いわゆる医学的な観点だけで見えてくる病状、病像と、臨床心理的観点が加わることによって見えてくるものは違う。個々の事例をデータの一つとしてしか見ないのは危うく、医学的な観点が絶対ではないと疑う意識を持たなければ見えてこない部分がある。それが私の考えです。

　ちなみに、これは先ほど父の話をしていてふと思ったことですが、一人ひとりの事例に着目することが大切なんじゃないかと私が直観的に感じていたのは、もしかすると、父が、個人指導の学習塾をやっていたことの影響を受けているのかもしれません。父は自宅で学習塾をしていましたが、生徒を個別に教えていて、それを幼少期にずっと見ていたのが関係しているかもしれないなと。

近藤　そういったことも影響してくる可能性があるのですか。

岸本　私はそう考えています。一見直接は関係なさそうなことでも、どこかで自分の記憶

ます。や感覚の中に残っていて、それが影響を与えているというのはありうることだと思ってい

近藤　なるほど、確かにそういうこともありそうですね。お父さんの影響がいろんな面で強そうですね。

岸本　はい、確かにそうかもしれません（笑）。

山中康裕先生からの学び

近藤　心理学は、大学四回生のときに自習研修で三カ月学ばれたのと、その後山中先生との勉強会で学ばれたとのことでしたが、医師になってからも学ぶ機会があったのですか。

岸本　大学を卒業してからの経緯を簡単に話すと、卒業して、五月に国家試験の発表があったあと、六月から京大病院で研修医になりました。でも九月からすぐ京大の関連病院だった静岡の病院に赴任することになりました。そこから二年近く研修医をやって、さらに血液内科に四年間いました。なので、計六年弱ぐらい静岡にいたのですが、そのあとに、私は大学院に行くことにして三年間、京大に戻ったんです。その大学院時代、表向きは医学研究科に入ったんですけれど、実際は教育学部に入り浸って心理学のトレーニングを受

けていました。研修生という形で受け入れてもらって、三年間そちらで学ばせてもらいました。

近藤 所属は医学研究科ながら、教育学部に？

岸本 臨床心理学をやりたいと言ったら、教授が認めてくれたんです。それで再び、山中康裕先生のもとで学ばせてもらうことになりました。

近藤 山中先生に学ばれた期間は長いんですね。

岸本 私は山中先生から、その存在そのものから、とても大きな影響を受けています。私自身、山中先生に癒してもらったと言ってもいいぐらいかなと思っています。いまでこそ、こういうふうにみなさんと普通に話をしていますけれども、もともと私は本当に社交性がなくて、たぶん昔の私だったらとてもこんなふうにはお話できていなかっただろうなと思います。いまでも、人の数が多くなると苦手で。

近藤 つまり大勢だと話しづらい、ということでしょうか。

岸本 はい。診療の場面でも、患者さんと一対一だったらまだいいんですけど、そこに奥さんがいて、子どもさんがいてとかになると、波長を全部合わせないといけなくなりますよね。

近藤 そうですね。

岸本　そういう状況はいまも苦手です。家族療法とかで、たくさんの方と一気にうまく波長を合わせて診療するのが得意な先生もいらっしゃいますが、僕は駄目なんです。もちろん、必要な場合はなんとかやるのですが。

近藤　そうでしたか。

岸本　そのように、いまでも、うまく立ち振る舞えないような場面が少なからずあるんですが、山中先生に出会って、自分はかなり〝普通〟の人間にしていただいたように思っています。

近藤　山中先生は、具体的にはどのような指導をされたのですか。

岸本　山中先生の治療観が、相手の個をすごく大事にするものだというのは先にお話した通りです。その人の存在の深いところにあるものが自然に流れるようになってきたら、いろんなことがうまくいく。山中先生はそう考えておられます。

山中先生には、『少年期の心』という著書があります。これは、先生が精神科医として出会った複数の子どもとのやり取りや治療経過を詳しく描いたもので、山中先生が、一人ひとりの置かれた状況や抱える問題とじっくりと向き合いながら、治療を進めていく様子がよくわかります。

たとえば、行動が乱暴であらゆるものを噛んでしまうという八歳の少年には、最初に出会ったときの様子などから、箱庭療法がいいのではないかと考えて、砂箱で自由に遊んでもらいます。ちなみに箱庭療法というのは、砂の入った箱を使って、その中におもちゃを並べたり、砂を掘ったり盛ったりして遊ぶ遊戯療法の一種で、当時はまだ日本に導入されて間もない方法でした。

便秘や腹痛といった症状が重い一四歳の少年についても書かれています。その原因が心理面にあるように考えられたので、山中先生は、少年の趣味が写真だということを聞いて、写真を撮ってきてもらってそれについて対話をすることを治療へと生かします。また、長く学校に行っていないという一五歳の少女とは、手紙を通じたやり取りを重ねながら、問題解決の道を探ります。

そのように山中先生は、この子にはどのようなアプローチが合いそうかと真摯に考え、実践に移し、それぞれの子の心の中にある「深い情動のもつれ」を一つひとつほぐしていくのです。そのような実践の積み重ねの結果として、山中先生はさまざまな心理療法的な治療アプローチを編み出してこられました。

私は、そうした方法を山中先生から学び、それらをほとんどそのまま踏襲して、私なりにやっているということでしかありません。意識の水準を下げていろんな響きを聴くというのも、言ってしまえば山中先生からの受け売りです。私が編み出したわけではなく、先生の方法を、がんの領域で患者さんとのやり取りに展開したということなんです。私のオリジナルな部分はほとんどありません。

近藤　いまのお話を聞きながら、岸本先生にとって山中先生の存在がいかに大きいかということがとてもよく伝わってきました。

岸本　本当にそうなんです。あと、山中先生について、すごく印象に残っているエピソードがあります。私が大学の五回生か六回生だったときに、山中先生が股関節の手術をされたんです。もともと先天性股関節脱臼があって、股関節を人工骨頭に置換する手術だったのですが、その際、私の血液型が先生と同じO型だったので、私が血液を提供させてもらうことになったんです。昔のことなので輸血の状況もいまとは違ったんですね。

とにかくそんなこともあって、手術のあと、お見舞いに行ったのですが、すると先生がすごい話をされたんです。手術中に二回だったか三回だったか、血圧が下がって命がちょっと危なくなった瞬間があったらしいのですが、手術後に山中先生が麻酔科の先生に「手術が始まってから何分後と何分後に血圧が下がりませんでしたか」と聞いたら、その通りだったと言うんです。あと、「先生、人工骨頭をはめるときに三回やり直したでしょう？最初は右にずれて、二回目はちょっと左にずれて。三回目でぱしゃと合ったでしょう？」と尋ねたら、それもやはりその通りだったと。

近藤　なんと。

岸本　「岸本君、どうやってわかったと思う?」と言って話されたのは、手術のあと、一時、結構熱も高くなってうなされるような状況だったらしいのですが、その間にすごくたくさんのイメージを見たということなんですね。「地獄の縁まで行ってきた」とか「三途の川の、天国か地獄の入り口のところまで行ったけれども、そこで門番みたいな人がいて追い返された」とか、そういう夢をたくさん見てね、と。

それらのヴィジョンを順番に並べていって、手術がたとえば三時間として、そのあとに見た夢が二〇個だとすると、その二〇個が手術全体のイメージを反映していると考えるわけです。血圧についてであれば、地獄で送り返されたのが何番目の夢だったかというところから、それが手術のいつごろかを計算できることになる。そうやってわかったとおっしゃるんです。また、見たイメージの中に、車の車体が真っ二つになっていて、それがガシャン、ガシャンとずれて三回目でぱしゃと合う、というものがあったと。それが手術のときに人工骨頭をはめている場面じゃないかと解釈されたということなんですね。

近藤　全身麻酔をしていて、ですよね?

岸本　そうなんです。だから、麻酔科医から「麻酔、本当にかかっていた?」と言われたって（笑）。

近藤　そんなことがあるんですか……。

岸本　その体験については、のちに論文にも書かれていますが、僕はそんなのを学生時代に、手術が終わって間もない先生から、目の前で聞くわけですよ。これはえらい先生やなと思ってね。そういう話をすると、ちょっと眉唾みたいな感じで思われるかもしれませんけれど、私は直後に聞いていますからね。なので、それは確かにそうだったんだろう、という確信があるんです。

近藤　夢の持つ意味については、岸本先生の本を読んですごく納得感がありました。科学的に考えても、夢がいろんな意味を持っているのかもしれない、ということが腑に落ちました。その上で山中先生が経験されたことを聞くと、なるほど、そういうこともあるのかもしれないなあといま感じています。その点はまたのちほど詳しく伺いたく思っていますが、一般に、手術後とかにたくさん夢を見たという方は多いんでしょうか。

岸本　私は多いのではないかと思っています。実際に確かめられたことはないと思うので、はっきりとしたことは言えませんが。でもやはりつい先日も、ここの耳鼻科で大きな手術をされた人が、手術後にすごくいろんなヴィジョンを見ていたという話をされたって、若い研修医の先生から聞きました。その先生が一生懸命聞いたから、患者さんが詳しく話してくださったそうです。

近藤　そしてそのイメージが手術の状況を反映していたり……。

岸本　メカニズムみたいなことはまったくわからないのですけれど、たとえ全身麻酔していて意識がなくても、外からの情報がなんらかの形で入ってきて知覚されているのではないかと思っています。聴覚情報とかは、意識がなくても入って記憶に残るという可能性はゼロではないだろうなと思うんですけどね。

近藤　そう考えると、山中先生のような体験も、十分科学的に説明できそうな気もしてきますね。

身体イメージが話の中に紛れてくる

岸本　山中先生は、本人が意識してなくとも身体のイメージが話の中に紛れてくることがあると考えていて、そのことを「無意識的身体心像（しんたいしんぞう）」という言葉で表現されています。

たとえば、がんの転移について、こんな例があります。アルコール依存症と脳卒中の後遺症で入院した患者さんが、精神状態が不安定になっているとのことで、山中先生が見られることになったんですが、検査で肺がんがあることがわかります。そしてその方の病状を考えて、病名は伝えずに経過を見ることにした。

その患者さんは、アルコールの影響で意識状態が変動して、妄想的な話がぱっと出たり、と思ったら現実的な話に戻ったりと、いろんな話をされるんですね。戦時中に苦労された話とか、出身地である韓国での話とか、どこまでが事実なのかわからないような話もいろいろあって、それらを山中先生はただひたすら聞き続けました。

するとあるとき、雁の話がでてきたというんです。鳥の雁です。カナダの北方で雁が大量発生して、アフリカへ飛んでいく、というようなことを語られたと。それを聞いて山中先生は、雁の大陸移動のテーマは、がんの腫瘍の移動を示唆しているのかもしれないと考えた。そして「もしかしてがんが転移しているのでは」と思って内科の先生に頼んで調べてもらったら、実際に脳に転移していたことがわかったんです。

内科の先生から、「あんた、どうやってわかったの?」と驚かれて、山中先生は「いや、ちょっと方法がありまして」と答えられたと。患者さん本人は、がんだと知らされていないので、がんが転移するなんてイメージは全然ないはずなのですが、そういう身体イメージがなんらかの形で紛れ込んできて、語りの中に入ってくるのではないかと山中先生は解釈されたんですね。

近藤　そんなこともあるのですか。

岸本　そうなんです。そのように、身体状況が何か語りのうちに自然に反映されるということを私は学生時代に山中先生から教わって、「そんな話の聞き方、物の見方があるんだ」と衝撃を受けたんです。

近藤　精神医学の世界だと、そういう話は違和感なく受け入れられるんですか。

岸本　いや、精神医学の世界でも違和感を持たれると思います（笑）。たとえば、山中先生の、自閉症の子どもさんに対する心理療法的な治療アプローチも、長らく児童精神医学会から否定されてきました。当時は、自閉症は、脳の病気だから心理療法は無効であると考えられていたからです。そうした時代に山中先生は、心理療法は意味があると主張されていた。そして結局、最近になって心理療法も重視されるようになってきています。

そのように山中先生は、その時代の医学の常識を超えるような物の見方をたくさんしてこられ、それが結果的には支持されるようになっている。私の中ではそれが大きなベースになっているんですね。

近藤　エビデンスという形では語れずとも、実際に目の前で起こったり、体験したりした一つひとつの事例の意味をしっかりと見つめるからこそ、見えてくることがあるんですね。

岸本　そうですね。人間の身体については、医学の観点ではわからないことがたくさんあるし、それこそ意識や脳についてはほとんどわかってないと言ってもいい状況です。だから、エビデンスを示せと言われたら示せないけれど、でも、患者さん一人ひとりに耳を傾け、じっくりと語りを聞いていくと、そこには確かに何かあると考えざるを得ないことがあるんです。そういう自分の感覚や経験を大切にすることが重要だと私は思っています。

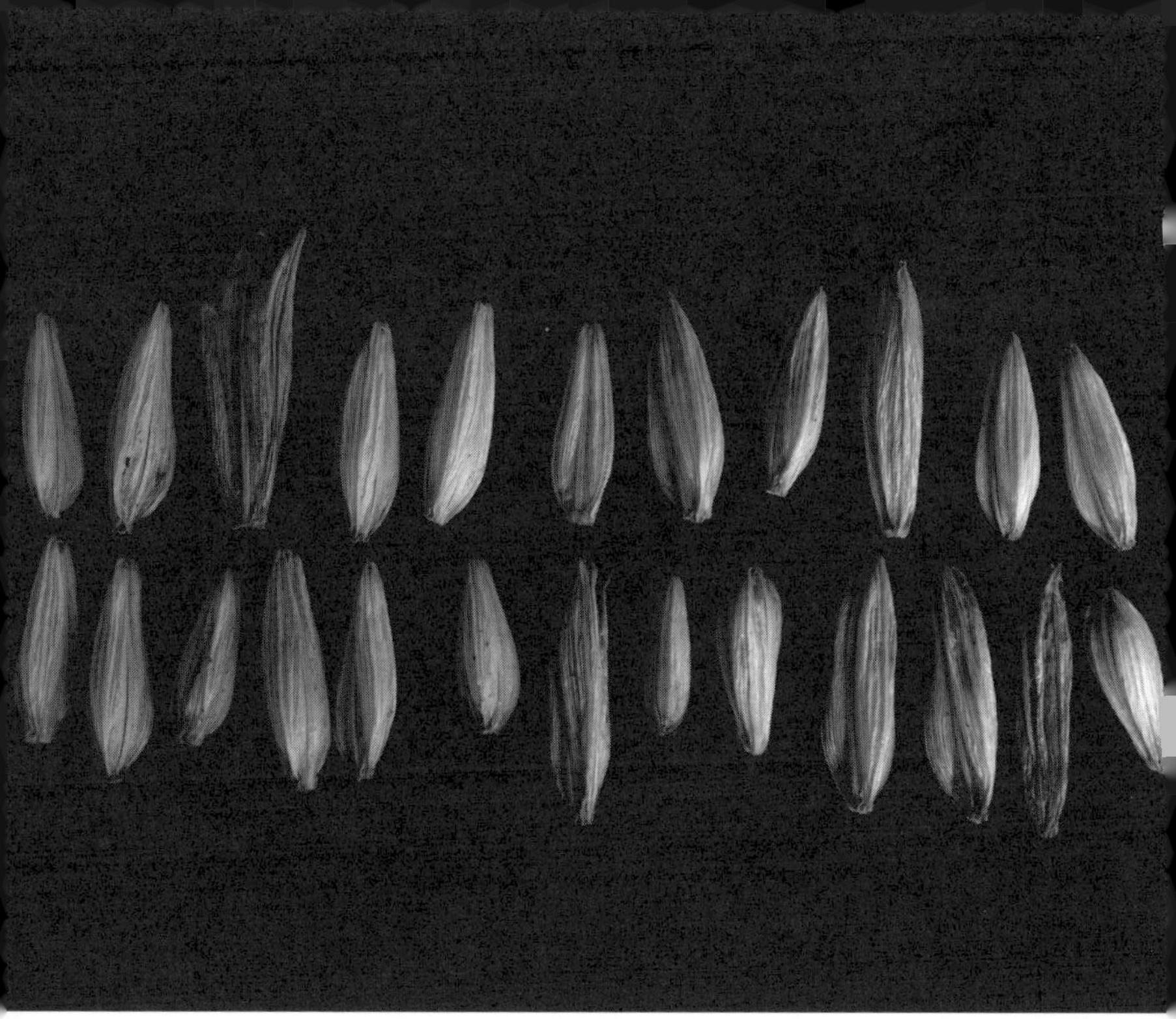

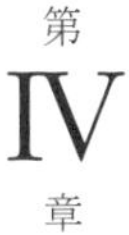

第IV章

現代の医療について

ドストエフスキーの『カラマーゾフの兄弟』の中に、ある医師が言ったこととして、次のような言葉が出てきます。

自分は人類を愛しているけど、われながら自分に呆れている。それというのも、人類全体を愛するようになればなるほど、個々の人間、つまりひとりひとりの個人に対する愛情が薄れてゆくからだ。

（『カラマーゾフの兄弟（上）』、新潮文庫、一三六頁）

『カラマーゾフの兄弟』は、生き方も考え方も異なる三人の兄弟が、複雑な人間関係の中、それぞれの信念や苦悩を抱えて生きていく物語、とひとまず言っていいかと思います。その物語の軸となるのが、この三人の父親であるフョードルが殺されるという事件と、父親殺しの嫌疑をかけられ逮捕された長男ドミートリイの裁判です。三兄弟がそれぞれの立場から、それらの出来事に向き合っていくというストーリーの中で、信仰、思想、家族、国家、などさまざまなテーマが絡み合いながら展開していきます。

その物語の序盤に、修道僧である三男アレクセイが師と仰ぐ高位の僧侶、ゾシマ長老のところに、ある女性が訪ねてくる場面があります。彼女は長老に、自分は来世について確信を持つことができない、どうすればその存在を信じることができるか、といったことを問います。長老はそれに対して、「実行的な愛」をつむこと、すなわち自分の身近な人を愛するように努めることが大事であり、それが十分にできるようになれば、いかなる懐疑もなくなり信じることができるようになる、と告げます。

すると女性は言うのです。自分は人類を愛する気持ちは大きく、苦しんでいる人の力になりたいとは強く思っているものの、そうした行動に対して報酬や賞賛といった見返りを求めてしまう。見返りがなければだれも愛せないのです、そのような自分はどうすればいいのですか、と。そして長老が、かつてあなたと同じことを話してくれた医者がいる、と言って語った言葉の最初のところに、先に引用した言葉が出てくるのです。

岸本先生に話を聞いている時期にこの言葉に出会い、ふと、エビデンスと個にまつわる議論が思い浮かびました。ここで語られているのは人間への愛についてではあるものの、これは、医療において、エビデンスに重きを置けば置くほど、一人ひとりの個人に対する意識が薄れていく、ということと同じなのではないか、と。

引用した言葉のあと、ゾシマ長老はさらにその医師の言葉として、こう語ります。

空想の中ではよく人類への奉仕という情熱的な計画までたてるようになり、もし突然そういうことが要求されるなら、おそらく本当に人々のために十字架にかけられるにちがいないのだけれど、それにもかかわらず、相手がだれであれ一つ部屋に二日と暮すことができないし、それは経験でよくわかっている。だれかが近くにきただけで、その人の個性がわたしの自尊心を圧迫し、わたしの自由を束縛してしまうのだ。

（同前書、一三六～一三七頁）

すなわちこの医師は、人類全体に奉仕するためなら十字架にかけられることも厭わないけれど、どんな相手であれ一人の人間とともに同じ部屋で暮らすことは二日たりともできない、と言っているのです。そうしてここから、実行的な愛を実践することの難しさが語られ、ではどうすればいいのか、ということははっきりとは見えないまま、女性とゾシマ長老との対話は終わります。

それだけ、目の前の個人と向き合い、愛し、奉仕することは難しい。それゆえに人は、個人から目を背け、総体へと意識を向けていくのかもしれない――とドストエフスキーは言っているように感じました。現代の医療も、同じような理由で、技術が高度化するとともに目の前の個人から意識を遠ざけ、一人ひとりを見ないようになっていっているのではないか、とも想像しました。

この章では、岸本先生が現代の医療をどう見ているか、どのような問題を感じているかについて掘り下げたいと思います。特に岸本先生の現在の主要な現場である緩和医療を軸に、医療の現場にある問題点について、具体的に聞いていきます。

脳科学的に見直されつつある夢の意味

近藤　前章で夢についてお聞きしました。そのなかで、夢とは何か、科学的にどこまでわかっているか、という点は保留にしていました。その点をまず教えてください。
私は学生時代に、フロイトが夢についての考察を書いた『夢判断』を読みました。二〇年以上前、二〇〇〇年ごろのことですが、当時、フロイトの説はすでに否定された過去のもの、という意識で読んでいました。夢に意味があるという考えも、過去のものなんだろうなと考えていました。しかし最近また、フロイトの名を聞くことが多くなってきた気がしていますそんななかで岸本先生の本を読んで、夢ってやっぱり意味があるのか！と改めて感じて、すごく興味を持ちました。

岸本　フロイトは確かに一度否定されました。でも、いままた見直されているんです。

近藤　やはりそうなんですね。

岸本　マーク・ソームズという南アフリカの研究者がいます。彼は脳科学と精神分析を統合するということを考えていて、彼の研究によってフロイトが見直されるようになったんです。

フロイトの夢に関する理論は、七〇年代に、アラン・ホブソンというハーバード大学の研究者によって否定されました。ホブソンは、レム睡眠について研究し、そのメカニズムを解明した人です。レム睡眠とは、睡眠の中で眠りが浅く脳の活動が覚醒時のそれと似てくる時間帯のことですが、ホブソンは、それを起こすスイッチが脳幹の上部にあるということを明らかにしたんです。ちなみに脳幹というのは、脳の棹(さお)の部分です。脊髄から上にあがった一番上、脳の底部に当たるところです。そこにスイッチがあることを彼は明らかにした。そして夢はレム睡眠のときに見ている確率が高いので、レム睡眠=夢と考えて、夢のスイッチもそこにあると考えたんです。

近藤　夢のスイッチも脳幹にあると。

岸本　はい。脳幹は生体の基本的な機能を司り、調整している部位です。つまり、高次の神経活動を担っている部位ではありません。そのためホブソンは、夢は、フロイトが考えたような情動欲求、すなわち、無意識的に抑圧された感情が偽装された形で表れる、というような体験ではないと考えたんです。そのような高次の脳の働きには関係がないと。そうしてフロイトの説を否定したわけです。

近藤　なるほど。

岸本　けれども、じつはレム睡眠と夢は別もので、夢のスイッチは別のところにあるということが最近、わかってきたんです。それを明らかにしたのが先のソームズです。

そのきっかけになったのは、脳の損傷を受けた患者さんたちに、精神分析アプローチを適用してみたことでした。彼らに「夢を見ますか」と聞いていったところ、脳に損傷を受けてから夢を見なくなったと言う患者さんが出てきた。調べていくと、大きく分けていくつかの損傷部位が同定できて、それがさっきのレム睡眠のスイッチと違う場所だったんです。

そして、感情に大きく関係する部分がダメージを受けると、夢を見なくなるということがわかった。患者さんが夢を見る、見ないと言うのは主観的な報告なので、その信頼性みたいなことで最初は反論もあったんだけれども、脳の機能画像がいろいろ調べられるようになってから見てみると、ソームズの説を支持する結果が得られました。

ソームズの説は精神分析の説と合うので、結局、精神分析は理論的に間違っていない、少なくとも、いまの科学的な知見と矛盾しないことが明らかになったわけです。夢が意味を持つという考えや精神分析が、復権することになったんです。

近藤 では、いまはまたフロイトが広く支持されている？

岸本 いや、まだ必ずしもその流れはメジャーにはなっていません。ただ、ソームズはいま、第一線の脳科学者たちと共同で研究しているので、精神分析は少しずつ見直されつつあるという段階ですね。精神分析はどうしても、患者さんの主観的な報告に基づくために風当たりが強いということがあります。ソームズらは、一人称的なアプローチと三人称的なアプローチを統合していくという考え方で研究を進めています。

近藤 一人称的と三人称的の両方のアプローチを統合していく、というのは、一人ひとりの患者が話すこととエビデンス的なことの両方に重きを置くということですね。それはすなわち、臨床（りんしょう）心理学的な観点と医学的な観点の双方を統合するということでしょうか。

岸本 そういうことです。脳科学的な知見から言えば、夢を見るのは、感情が深く動いたときです。そのため、患者さんが夢を見たという場合、僕は、ちょっと深いところで気持ちが動いているのでは、と察しながら話を聞くようにしています。そういうふうに活かしていくんですね、神経科学の知見を。そういう知見を持っていれば、話の聞き方も変わってくるわけです。患者さんの話を聞く姿勢と、生理学的な知見の両方を持つことが大切です。僕のせん妄についての理解も、そういうところから来ています。

せん妄の捉え方から見える医療の問題

近藤 現代の医療の問題を考えるにあたって、岸本先生は、せん妄について多く書かれています。先にはこう話されました。せん妄は、医学的には、身体的要因か薬物が原因とされ、心理的な要因では起きないとされる。しかし先生ご自身は、心理的な面からもせん妄が発症すると考える、と。まず、せん妄に着目されるのはなぜか、教えてください。

岸本 せん妄というのは、医学的には、なんらかの身体的要因で軽度の意識障害が生じ、周りを認識する能力が落ちている状態、と定義されます。がん治療中の患者さんが、理解できないことを話すようになったり、話のつじつまが合わなくなったりしたときに、医療者はせん妄の可能性を考えます。いまの医療ではせん妄に対して、抗精神病薬や鎮静薬などの薬によって症状を抑えたり、意識を低下させて鎮静させるという方法が取られる一方で、心理的な面へのアプローチは基本的には行われません。患者は混乱していて、そのときに言っていることには意味がないから、そこに深入りしないほうがいい、と考えるわけです。

近藤 せん妄の要因はあくまでも身体的なものであるから心理面は関係ないと。

岸本 そういうことです。しかしせん妄は、終末期の患者の九割以上に見られるとも言われます。それだけの割合でなる状態であれば、それは、身体的な要因や薬物の影響によって生じる意識障害というより、死に至るまでの自然な経過の一つだと言えるのではないか、というのが私の考えです。そして、そうだとすれば、その際に本人の声や語りに耳を傾けようとしないでいいのだろうかと思うのです。

近藤 確かに、何か特別な意識障害が起きているわけではなく、死に至るまでの自然な経過のなかでせん妄の状態になるのであれば、その際にその人が訴えることには、むしろ耳を傾け、なんとか理解しようとしないといけないようにも感じます。

岸本 先に、長谷川式の知能検査のすぐあとにせん妄状態になられた方のことを話しましたが、私は臨床経験上、せん妄の原因には、背後にある恐怖や不安が関係しているのではないかと考えています。心理的な要因を軽視する現在の医療には疑問を感じています。

近藤 臨床心理学的な観点を持つことによって、はじめてそのような心理的要因が見えてくるということですね。

岸本 はい。たとえば、日本緩和医療学会は、がん診療に携わる医師が緩和ケアについて学ぶための「緩和ケア研修会」を行っていますが、そこではせん妄の原因を、「準備因子」「促進因子」「直接因子」の三つに分けています。

準備因子としては、高齢や認知症、促進因子としては、環境変化や不快な身体症状（疼痛、尿閉、便秘、発熱、口渇など）など、直接因子としては、オピオイドや抗不安薬、睡眠薬などの薬剤が挙げられています。私の担当したがんの患者さんで、高齢（準備因子）、疼痛、病状の進行（促進因子）、オピオイドの増量（直接因子）という状況でせん妄になられた患者さんがいます。しかし、高齢で疼痛がある患者にオピオイドを増やしたからといって、みながみなせん妄になるわけではありません。薬の増量は、確かにきっかけにはなるかもしれませんが、この患者さんにせん妄が生じたのは、もっと他に、根本の原因があると考えるべきだと思うのです。私はそれが、患者さんの中にある強い恐怖だと考えています。

近藤　伺っていると、とても理にかなっているように思うのですが、なぜそのようなもっともらしい心理的側面が医療の現場では考慮されないのでしょうか。医学において、心理的な要因は脇に置かれるというか、無視される、という印象を受けるのですが、それはなぜなのでしょうか。

岸本　まさにその点こそが、私が現代の医療における重大な問題だと思っていることです。エビデンスを重視するという流れが強まるなかで、心理的な問題という、はっきりとしたエビデンスがないことは、存在しないことのように扱われてしまうのです。

それはいまの精神医学の診断基準にも表れています。現在、アメリカ精神医学会が作成したＤＳＭ（精神疾患の診断・統計マニュアル）や世界保健機関が作ったＩＣＤ（国際疾病分類）が、診断基準として広く使われていますが、これらでは、なぜその病気になったのか、という原因は問わないことが基本になっています。ただ症状だけを見て、この症状とこの症状があって、それがどれだけ継続したらこの病気と診断する、という具合です。

近藤　病気になったときに、なぜなったのかという原因は常に重要な気がするのですが、そこが問われないのはとても不思議に感じます。

岸本　心以外の病気の場合は、原因は問われますよね。なぜこの臓器に問題が生じたのか、というのは重要な点です。でも心の場合は、現状ではわかっていないことが多いために、「ひとまず原因を問うのはやめよう」ということになっているわけです。

その背景に何があるかといえば、フロイトの精神分析的な考え方が優勢だった時代への反発があります。精神分析の考え方によると、たとえば何かトラウマ的な出来事があったとすると、それが抑圧され、偽装された形で症状になって表れるのが神経症だといった具合に考えます。つまり原因を考える。そしてそこから、それならばこのようにすればいいという治療法になるのですが、精神分析的な方法は科学的ではないとされ、それを排すという意図があって、原因を問わないようになってきたのです。

近藤　なるほど。その結果として、医学としては心の問題は棚上げにする。せん妄についても、より因果関係が論じやすい身体的な要因や薬物の影響というところに話が集約され、恐怖や不安という問題が脇に置かれてしまっていると。

岸本　それが現在の状況ですね。そしてそのため、せん妄の患者さんの背景にたとえ心理的問題があったとしても、それはほとんど顧みられることがなくなってしまうわけです。

せん妄患者の心理状態に配慮することが大切だ、ということに反対する医療者はいないと思います。でも、それを実践しようと思っても、医学においてはそのための方法が確立されていない。そのために、大切だと思っていてもそのことが医師たちの視界に十分に入ってこないのです。

その結果、せん妄という診断がつくと、医師も看護師も、真面目に患者の言うことに耳を傾けなくなりがちです。そして患者はさらにつらい状況に追い込まれることになる。わからないから考えないようにする、というのは危険なことだと思います。

近藤　そうなると、せん妄は悪化するばかりになってしまいそうですね。

岸本　心理的要因を無視すると、もっとも重要な問題が解決されないまま薬を投与されるだけ、ということになりかねません。ただ、念のために一点付け加えると、もちろん薬物療法がよくないと言っているわけではありません。先に、せん妄になった患者さんについてお話しましたが（第三章）、その場合も薬の助けは借りています。適切な薬物投与は必要です。しかしそれだけでは足りないということです。患者さんの内面に目を配ることを決して怠ってはいけないと思うのです。

近藤 せん妄をどう捉えるかには、現代の医療の問題が集約されているようにも感じました。着目される理由がわかりました。

「鎮静」に関する懸念について

近藤 苦痛を訴えたり、せん妄で混乱している状態の終末期の患者さんに対して、鎮静剤を投与して寝かせるかどうかという点についても岸本先生は問題提起されてきました。私自身、鎮静された患者さんがそのまま意識が戻らず亡くなっていくことが多いのを知って、これって安楽死とどう違うのかな、という疑問も浮かびました。この問題についても教えてください。

岸本 鎮静とは、患者さんの苦痛を緩和するために意識を低下させる薬剤を投与することです。ある一定期間だけに限って行う「間欠的鎮静（かんけつ）」と、中止する時期を決めずに鎮静を続ける「持続的鎮静」があって、問題となるのは後者の場合です。

持続的鎮静は、終末期に痛みが強かったりする患者の苦痛緩和のために行われます。特に、患者の意識をなくして呼びかけても反応がないくらいしっかり寝かせることを「深い持続的鎮静」と言いますが、それを行うと、結果として多くの場合、そのまま看取ることになります。そのような深い持続的鎮静が行われる頻度が近年高くなっていることを私は問題だと考えています。せん妄になった場合も、最近では深い持続的鎮静の適応とされるケースが多くなっています。

近藤　終末期に深い持続的鎮静をかけるケースというのは、どのくらいあるのでしょうか。

岸本　国内外の複数の研究から、二〇～三五％と見積もられています（日本緩和医療学会、二〇一〇）。また、国内のホスピス（終末期の患者を主な対象とした医療施設）に限って言えば、二〇〇〇年代初めの調査によれば、調査を受けた八一の施設のうち、三三施設が一〇％未満、四三施設は一〇～五〇％、五施設が五〇％超、という結果になっています（Morita, 2004）。

まず、施設によってこれだけばらつきがあることから、鎮静を標準的な治療と位置づけようとする動きが見られることに私は疑問を感じています。現在、先進的と言われているホスピスほど、鎮静をする割合が高くなっていると言う先生もいます。そして、鎮静をもっと行うようにしたほうがいいと考える医師も少なくありません。鎮静をかけても生命予後は短くならないといったエビデンスも出されたりしています。

しかし私は、その前にまだできることがあるんじゃないかなと思うんです。というのは、私自身がかかわっている患者さんで、終末期に本当に鎮静剤を使って意識を落とさないといけないようなケースは、そんなに多くはないからです。年間数えるぐらいです。三割とか五割とかは多すぎるのではないか、というのが私の経験からくる感覚です。

近藤 深い持続的鎮静をかけるケースは一〇％未満のところがかなりある一方で、五〇％超の施設も複数あるというのは、確かに不思議な感じがしますね。

岸本 本人や家族の意思を十分に確認しないで鎮静をかけられているケースも少なからずあると思うんです。

以前、担当した患者さんで、食道がんの腫瘍（しゅよう）がどんどん大きくなって、気管を圧迫してとても苦しそうな状態になられた方がいました。ヒューヒューと音をさせながら呼吸して、息が苦しいっておっしゃるんです。喉が絞められているような状態なんですね。見ていても明らかに苦しそうなのがわかるんです。そうした状況の苦しさをとるために鎮静するというのは、一つの選択として私も考えます。「意識が戻らなくなる可能性がありますけど、ウトウトするという方法もありますが」とご家族とも相談しました。本当に苦しそうだったので、僕らも鎮静をかけたほうが良い、かけてあげたいと思いました。主治医と相談して、主治医ももう鎮静剤をかけようとしていました。

しかし、患者さんにその旨を相談すると、はっきりと言われたんです。「鎮静剤は使ってほしくない」と。このままで良い、最後に自然に意識が落ちるまで、このままでいきたいと。

近藤　鎮静剤を入れたら、もうそのまま意識が戻らなくなるかもしれないということをわかってそう言われたのですね。

岸本　そうです。その可能性をお伝えしました。すると、意識を薬でとるのは嫌だって、明確に言われたんです。

そうであれば、本当に苦しそうだったけれど、その方はそうして必死に生きておられるので、その状態のまま、ご家族と一緒に見守らせてもらうということになりました。それはその人の選択であり、ご家族とも話をした上での選択です。その方らしい最期を迎えられることになったように思います。ヒューヒューと、笛のように、空気の通り道が細くなると音が高くなっていって、聞いているのもつらいほどでしたけど、でもそれがその方にとっては鎮静をかけられるよりよい選択だったのです。そう思いながら、みなでお見送りしました。

近藤　この方のケースも、医師のやり方によっては鎮静するということになっていたと考えられるのでしょうか。

岸本　そうですね。とても苦しそうにされていたため、意思の確認が難しいと考えて、ご家族に相談した上で鎮静剤を、ということはあり得ると思います。このときも、そうなってもおかしくなかった状況のなか、なんとかご本人の意思を確認したのでした。鎮静剤を使うことを当然のことと考えていたら、やはり、そっちの方向に流れやすいだろうと思います。

近藤　一般に、間欠的鎮静という方法があるのであれば、完全に意識を戻らないようにはせず、間欠的鎮静でやっていく、ということはできないのでしょうか。

岸本　間欠的鎮静は、夜に睡眠薬を使って寝るのと基本的には同じで、それを昼間に行うわけです。ただ、それをやっても患者さんが日中に苦しさを訴え続けるため持続的な鎮静に移行した、というパターンはかなりあると思います。しかしながら、私の感触では、夜はお薬を使ってしっかり寝てもらいながら、日中は話を聞く、ということをやっていくと、持続的に寝かせてほしい、と言われる方はそんなに多くないように思うんです。

できることはすべてやった、と本当に言えるか

近藤　せん妄の状態の患者さんに鎮静剤を使って眠らせて、そのまま亡くなったときなどに、ご家族が、これでよかったのかと悩まれるケースについても書かれていました。本人が判断できない状態で鎮静するというのは、いろんな形で尾を引く可能性があるのを感じました。

岸本　そうですね。鎮静を受けたあとの家族の思いを聞いた調査があるのですが（Morita et al., 2004）、それによれば鎮静に満足していると答えた家族は七九％でした。ということは、逆に言えば、二割の人、つまり、家族の五人に一人は、何かひっかかりを抱えていることになります。まだできることがあったのではないか、とか、一番良いことをしている自信が持てなかった、などの回答が寄せられている。そこからも、鎮静という選択を考えるにしても、「他にできることは本当にないのか」ということはとても慎重に考えられるべきです。

施設によって鎮静するしないがあれだけ違うことを考えると、鎮静をするかどうかの決定において、患者さんの意思以上に、病院や医師の意向が強くなっている部分があるように思います。本当にできることは他にないのか、その点がどうしても私にはひっかかりま

す。

近藤　そのような懸念がありながらも、いまは鎮静するという傾向が強くなっているんですね。薬で寝かせてしまって、そのまま最期を看取るという。

岸本　そう言えると思います。そしてそれを良しとしている。この問題は、私は安楽死とも地続きのように感じています。

鎮静に積極的な人たちは、「鎮静は安楽死とは違う」と言います。鎮静は苦痛を緩和するのが目的であり、安楽死のように命を縮めるものではないと。鎮静をかけても生命予後は短くならないといったエビデンスが提出されるのもそれゆえです。

しかし私はこのエビデンスにも疑問を持っています。詳しくは拙著『迷走する緩和ケア』に書きましたが、簡単に言えば、その根拠となっている研究が不十分なのです。対象としたサンプル数が十分でないために、はっきり結論づけられない部分が残っている。もし十分なサンプル数で研究をすれば、鎮静によって生命予後が四日間短縮したという結論が出る可能性もある結果なのです。

この点だけをとっても、鎮静にはもっと慎重になるべきではないかと私は考えています。点滴も最小限にして鎮静剤で寝かせておいて、食事も入らなかったら、やっぱりそのまま衰弱して亡くなっていかれます。そこには安楽死と隣り合わせのところがあるように思い、ます。オランダでは安楽死が認められていますけれど、最近は、深い持続的鎮静というやり方を採ることも多くなって、安楽死をせずに深い持続的鎮静で最後を迎えるケースが増えているとも聞きます。その点からも、やはり安楽死と深い持続的鎮静は別だとははっきり言いにくいのではないかという気がするのです。

近藤　一方で、深い持続的鎮静をかけるにあたっては、できることはすべてやった、これ以上できることがない、というのは前提になるわけですよね。できることはすべてやった、という際の基準に医療者ごとの多少の差はあるとしても、少なくともその医師は「すべてやった」と考えていなければならないということですよね。その上で、患者さんに「耐えがたい苦痛」があるからそれを緩和するために鎮静を、という医療者の気持ちは、不自然なものではないようにも感じます。

岸本　もちろん、先ほどお話ししたように、これはどうしても鎮静をかけたほうがよさそうだ、と感じる場合は私にもあります。ただ鎮静に積極的な医療者が、たとえ本人はできることはすべてやったと考えているとしても、果たして本当にそうだろうか、という点が私にはひっかかるのです。

エビデンスを重視する医師は、どうしても患者の心や内面の状態には目が行き届かなくなりがちです。内面に気を配っているつもりでも、エビデンスでは測れない内面の問題はどうしても視界から消えてしまうからです。耐えがたい苦痛として見えるものが、本当に患者さんにとって、そのまま意識をなくするほうがいいほどのものなのかは、とても慎重に判断しなければなりません。そのためにも、患者さんに寄り添い、その心に真摯に耳を傾けなければならないのです。

近藤　「耐えがたい苦痛」であるかどうかというのは、見た感じから簡単に判断できることではないのですね。医師の側が勝手に、この苦痛は耐えがたい、と決めつけてしまっている可能性があると。

岸本　終末期の苦痛は、病気の症状自体からくる身体的なものだけではありません。それまでにその方が経てきた人生、そして死に対するその方の受け止め方や捉え方が大きく影響すると私は考えています。死を間近にした患者さんが抱える苦痛というのは、不安や恐怖といったことと身体的な苦痛が渾然（こんぜん）一体となったような、とても複雑なものである場合が多いと思うのです。

だとすれば、たとえ予後が限られていたとしても、話を聞くというスタンスをギリギリまで持つことが大切だと考えます。また仮に、持続的鎮静を行うとしても、これで苦痛を和らげることができた、と考えるよりも、他の方法で苦痛を取り除くことができなかったことを申し訳なく思い、さらに、鎮静が始まっても息が絶えるまで、意識があるときと同じようにそばでその人に寄り添い、話を聞こうとする姿勢を持ち続けなければならないと思っています。

エビデンスが切り捨てるもの

近藤 エビデンスを重視することによって、患者の内面など、個別性が強い部分が顧みられなくなるということに関連して、私自身思い出すことがあります。少し話は違うかもしれませんが、私自身当事者であり、長らく取材してきた吃音(きつおん)について、少しお話させてください。

吃音が発症する原因として、以前は、教育の仕方やしつけの問題、さらには、左利きを右利きに矯正すること、といったことが挙げられたりしていました。これらはいずれも、エビデンスに基づく研究が行われてきた結果、現在では基本的には吃音の発症とは関係がないとされています。実際、吃音がある人には脳になんらかの器質的な特徴があることがわかってきていて、教育やしつけなどだけを原因として吃音になることはない、というのはだいぶ明らかになりつつあります。

しかしその一方で、当事者に話を聞いていくと、自分は左利きを矯正されてから吃音になった、というように考えている人が結構います。そういうケースについても、「いや、利き手の矯正と吃音は関係ないことがわかっていますから、それは関係ありません」と言う専門家が少なくありません。私は、本当にそうなのかなと、疑問に思ってきました。

吃音とひとまとめにいっても、症状だけを見てもいろんな種類があります。原因やメカニズムについてもさまざまなタイプがあるのかもしれない、とも感じます。そのあたりはわかっていないことばかりです。また一般に、器質的な問題と環境面な問題の両方が、七対三くらいの割合で関係しているのだろうと考えられていますが、その割合も人によってかなり幅があるかもしれません。環境面の影響が大きいタイプの吃音もあるかもしれない。

そうした状況から考えると、利き手矯正がきっかけとなって吃音が発症するということも、数は少なかったとしてもあるのかもしれないと思うのです。実際に、このようにして吃音になったという人がある程度いるのにもかかわらず、統計学的な分析の結果から、いや、それは関係ありません、と言ってしまっていいのだろうかと感じてきました。

岸本　吃音については私の専門外ですが、お話を聞く限り、私も同じように感じます。白血病の治療をしていた時代に、こういうケースがありました。

白血病の抗がん剤治療は一コース一カ月ぐらいかかります。かなり強い抗がん剤を使うので白血球がほとんどゼロに近い状況になって、またそこから二週間ぐらいすると回復する。そして回復してから次の治療をやるということをやっていきます。白血球が少なくなっているときは、抵抗力が落ちているため、高い熱が出たり、感染症にかかったりしやすく、それを防ぐ目的で無菌室に入ってもらったりします。

そんな状況にある患者さんに、「再発した」という話をしたことがありました。その方はそれまで抗がん剤治療を何回も繰り返しやっていて比較的合併症も起こさず治療できていました。しかしそのときに限って、つまり、再発の話をしたそのときだけ、その次に抗がん剤治療をやって白血球が下がっているときに、すごい感染症を起こされたんです。

医学的には、再発の告知と感染症にかかったこととの間につながりは見ません。多くの医者はおそらく、再発を告げたから熱が出たというふうには思わない。だけど、その患者さんの経過を考えると、白血病が再発していることを告げられて、落ち込み、気持ちがどんよりしているなかで抗がん剤が入った。食事もあまり食べられていないなかで、調子が悪くなっていって、それで熱が出てきてということになると、やはりあのときに、再発を伝えて落ち込んだことが、発熱と関係しているのではないかと思うわけです。

近藤　告知によるショックで免疫力が下がって……と。

岸本　はい。でもそのつながりを、つまり再発の告知とその後の合併症とのつながりをエビデンス的に明らかにするのは容易ではありません。そのためには、たくさんの人を集めて、再発を告げた群と、そうでない群とに分けて、発熱が出る割合とかを調べて、有意差が出るかどうか、のような研究をしなければなりません。そして、そのような研究が仮にできたとしても、見えてくるのは集団の動きであり、個別の動きは見えません。

しかし個別の経過をたどっていく場合、その人にとって、病状に影響を与えうる因子はすごくたくさんあるわけです。そのなかで、丁寧に経過をたどっていくと、やっぱりこのとき再発を伝えたことが影響して感染したのではないかということは、強い仮説として出てくるように思ったんです。

近藤　そのように思います。

岸本　しかしだからといって、再発を告げたら熱が出る、というように一般化はできません。伝えたって熱が出ない人ももちろんいるわけです。でもその人にとっては、伝えたということが大きく影響したという可能性が高い。だから、さっきの吃音のお話も、左利きを矯正したら吃音になったと言う人が、そのようなストーリーを抱いておられるのはすごく僕も尊重したい。でも、だからと言って左利きを矯正したら吃音になると一般的に言えるかというと、それはまた別の話になる。そこの線引きが難しい。個別の影響因子と、それをどこまで一般化できるかという話とは分けて考えないといけないと思います。

近藤　私はいま、吃音の症状というのはあまりないのですが、それは、二〇代で中国に住んでいたときに、突然症状が軽減していったからなんです。

ある日、行きつけのカフェでコーヒーを注文したときに、楽に言えた。そういうことは時々あり、そのまま調子のいい期間が数日続くということはたまにあったのですが、そのときは、それが何日経っても元に戻りませんでした。調子のいい状態が続いたのです。二週間くらいその状態が続いたとき、いよいよこれは何かこれまでとは違う変化が起きたのだろう、と思うようになりました。そしてその後、浮き沈みはありながらも、吃音が軽減しているということに確信を持てるようになり、さらに五年ほどの時間を経て、吃音で悩むことが一切なくなるような状態にまで至りました。

それからさらに一〇年以上が経ったいま、じつはまたちょっと吃音の症状が戻ってきている感覚もあります。そのため決して、吃音が完全になくなったというわけではないのですが、それでも、自分のように、ある日を境に急に症状が軽減していったというような例は、これまで数多く吃音の当事者に会って来たなかでも、他にあまり聞いたことがありません。私自身、そのように一般に説明ができないような経過をたどっていまに至っているために、個別に見ていけば、エビデンスだけからは見えてこないいろんなケースがありうるんじゃないかと考えるようになりました。

岸本　なるほど、そうだったんですね。そしてそういうことって、多分一回限りのことなんですよね、その人にとって。再現はできない。

科学というのは再現性を求めるけれども、まったく同じ状況を再現できるかって言われたら難しい。じゃあ、我々は限られた知識の中で何を治療に活かすべきかといえば、そういう個別の経過をたどりながら得てきた知識や知恵こそが大切になると思うんです。しかしそのような個別性は、エビデンスの名のもとに切り捨てられてきてしまった。そういう現在の医療の流れについて、私は大きな危惧を抱いています。

「エビデンス」の本来の姿

近藤　お話を聞いてきて、改めて、エビデンスへの意識が高まってきたことが、現代の医療に新たな問題を生み出していることに気づかされました。

岸本　念のために付け加えると、自分も医学を学んできた身として、エビデンスを考える大切さは理解しています。医学は科学であるゆえに、経験や職人技ばかりが重視されるべきものではなく、科学的根拠に基づいて治療が行われることが大切なのは確かです。医学が発展していく上で、エビデンスを積み上げていくことは不可欠です。ただその上で、エビデンスに依拠しすぎると見落とされることが出てきてしまうということです。現在の医療の在り方にはそのような点で危機感を抱いています。

そもそも一九九〇年代に、最初にエビデンスという考え方が出てきたときは、現在のようなものではありませんでした。「エビデンス」を医療に最初に持ち込んだのは、アメリカのデイビッド・サケットという医師です。彼が「エビデンス・ベイスト・メディスン(Evidence Based Medicine)」、すなわち、ＥＢＭという概念の生みの親と言えます。

その後、サケットの教え子であるカナダのゴードン・ガイアットが、ＥＢＭという言葉を広く知られるものにしていくのですが、彼の主張によって、エビデンスの捉えられ方が、本来のものから変わっていったんです。

近藤　どういうことでしょうか。

岸本　サケットは、治療にエビデンスを取り入れることとの重要性を説きながらも、あくまでも個を尊重するという姿勢を持っていました。彼が著した有名な論文の中では、ＥＢＭは個別の患者のケアに資するものであることが強調されています。その上で、このように書いています。「最良のエビデンスでさえ、個々の患者には適用できなかったり不適切だったりする場合がある」(Sackett et al., 1996)と。つまりサケットは、個別の状況のほうがエビデンスよりも優先されるべきだと考えているのです。

一方、ガイアットは違います。彼は医療実践に革命をもたらそうというような意識を持っていたと思われます。個別の医療にエビデンスを生かすというより、医療実践に統計学的な根拠を取り入れ、より科学的なものにしなければならないという意思があった。彼はこのように書いています。「研究のエビデンスが臨床実践を導くべきである、というのが私の信念である」（Guyatt, 2012）と。先のサケットの言葉と比べると違いは一目瞭然です。

ガイアットにとってより重要なのは、医療がエビデンスに基づくものになることであり、個別の医療はその枠組みの中で行われるべきだ、ということです。そのガイアットの考えとともにＥＢＭが世界に広まったことが、現代の状況を作っているのだと考えられます。

近藤　サケットの言う意味でのエビデンスの重要さというのは、しっくりきますね。あくまでも個が上位に来る。そのような本来のＥＢＭの形を大切にすべきだ、みたいな議論は、いまあるのでしょうか。

岸本　それが残念ながら、あまりないように思います。それは医療のビジネス的側面とも関係しています。つまり、たとえば薬を売る立場の方たちは、エビデンスがあるということを全面に出して売りたいわけです。そのほうが説得力もあって売りやすいからです。そういう流れが強くある。そのため、エビデンスよりも個が大切なんだ、とサケットが言った本来のＥＢＭの姿というのは、相当強く意識していないと、エビデンスがある治療をやらねばならないという波に飲まれてしまう状況なんです。

もちろん、サケットが提唱したようなEBMのあり方を支持する医療者も少なからずいるはずです。けれども、多くの医療者は、エビデンスがある治療をやるのがEBMであり、それをやらなければならないというふうに思っているのではないかなと私は感じています。

「死」と向き合わない緩和ケア

近藤 岸本先生は、緩和ケア医として、緩和医療の現在のあり方についても警鐘を鳴らされています。緩和医療はエビデンスの波に溺れ、迷走し始めたのではないか、と。エビデンスと関連してこの点についても詳しくお聞きしたいのですが、その前に、緩和医療、緩和ケアとはどういうものか、改めて教えてください。まずWHOによる緩和ケアの定義は、次のようになっています。

緩和ケアとは、生命を脅かす疾患による問題に直面している患者とその家族に対して、疾患の早期より痛み、身体的問題、心理社会的問題、スピリチュアルな問題に関して、きちんとした評価を行ない、それが障害とならないように予防し

たり、対処することで、クオリティ・オブ・ライフ（ＱＯＬ）を改善するためのアプローチである。（ＷＨＯ　２００２）

（厚生労働省ウェブサイト）

このように書かれています。ただ、医療の素人から見ると、緩和ケア、終末医療、ホスピスなどの違いがわかりにくいのが正直なところです。なんとなく同じものと考えてしまっていたのですが、これらの違いから教えてください。

岸本　実際、とてもわかりにくいと思います。僕も明確に違いを言えるかというと心もとないのですが、わかっている範囲でお話ししますね。

近藤　はい、お願いします。

岸本　終末期医療の重要性を強調し始めた一人は、イギリスの医師、シシリー・ソンダースです。彼女が一九六七年にロンドンに設立した「セント・クリストファー・ホスピス」が初めてのホスピスとされます。そのことを発端に「終末期ケア」「ターミナルケア」と言った言葉が使われるようになりました。

一方、「緩和ケア」「緩和医療」という言葉は、それからさらに少し経った一九八〇年代くらいにカナダの医師たちによって使われ出したものだったと思います。つまり、「終末期ケア」やホスピスが想定している終末期医療の分野に、少し遅れて「緩和ケア」という言葉が広がっていった。僕は、そうして「緩和医療」という考え方ができていくなかで、「死」と向き合うということから少し逸れていったのではないかと思っています。

近藤　「終末期ケア」「ターミナルケア」が明確に死を意識したものだったのに対して、「緩和医療」はそうではない、ということでしょうか。

岸本　はい。「緩和」というのは、要するに、症状を楽にしたり、苦痛を取り除いたりすることですよね。つまり、医療の矛先が、どちらかというと「死」から「症状」（を軽くすること）に向かったんです。すると、医療者としても、病気は治せないとしても症状を楽にするというところにベクトルを向けることができますので、多少気持ちが楽になるし、死のことを少し遠ざけられることで、死の重圧を減らせるというところもあります。

その結果、「緩和医療」で教えられる内容の多くが、痛みや息の苦しさ、気持ちのつらさを緩和すること、そのためにはどうすればいいか、ということになった。一方、亡くなっていく人をそばでどうやって見守るかといった話は、あまり出てこないんです。

ちなみに現在では、緩和ケアは、「がんと診断されたときから始まる」とされます。つまり必ずしもがんが進行して終末期に入った人だけが対象なのではありません。実際に、死だけでなく、より広い意味で、さまざまな痛みや不安を緩和する医療という位置づけになっています。その意味でも、実際には死と隣り合わせの場合でも、医療者の意識が死から遠ざかりがちなのだと言えるかもしれません。

近藤　なるほど。

岸本　大学病院や、現在私がいるような急性期病院（＝病気になり始めた時期に対応する病院）の緩和ケアというのは、どちらかというと、抗がん剤治療をやりながら、並行して症状の緩和も行っていくということが多いです。そして、抗がん剤治療がこれ以上効かないという段階になると、在宅医療やホスピスのある病院を紹介され、緩和チームの仕事はそこで終わりとなるのが通常のケースです。そのため、ここのような急性期の病院では、最期、その方が亡くなられるところまで看るという機会は、どちらかというと少ないんです。そういう意味で、ホスピスについては、患者さんが「あそこへ行ったらいよいよ最後の段階なんだ」と言われるのも無理はないところがあります。

近藤　緩和ケアは、ホスピスという言葉からイメージされるのと同様の終末期医療でありながらも表現をオブラートに包んだ感じなのかなと思っていましたが、ホスピスとは、一つ段階が違うのですね。

岸本　そうですね。緩和ケアが表現をオブラートに包んでいる部分は確かにあると思いますが、その名の通り、必ずしも終末期の医療というわけではないんですね。それに対してホスピスは、残された時間がある程度短いことが確からしい方が入られることになります。ただ、ホスピスに来られた患者さんに対しても、緩和ケアをやるとなるとやはり症状やつらさを取り除くという方向に目が向きがちなので、その場合も結果として、どうやって亡くなっていくかということからは医療者の目が逸れることになりがちなのです。もちろん、個々の先生によってそれぞれ対応されている場合はあると思いますが、それはあくまでも個々の判断に留まっています。緩和ケアという分野において、「死」とどう向き合うかという点が俎上に載せられ、学問的に議論されることは少ないんですね。

緩和医療が個からエビデンスに向かう理由

近藤　ソンダースが、ホスピスをつくろうと考えた背景に、一人の男性との出会いがあったということを読みました。それは彼女が医師になる前、アルモナー（現在の医療ソーシャルワーカー）として勤めていた病院にいたデヴィッドという末期がんの患者です。

デヴィッドは、自分は人生で何もなし得てない、自分の人生は無意味だった、という思いを抱えながら死に直面しつつありましたが、ソンダースと出会い、互いに惹かれ合う日々のなかで、気持ちが大きく変化していったようです。その経験からソンダースは、死にゆく人を心からケアする意味を知り、それが契機となって、ホスピスをつくって個々の人の死に向き合おうと考えるようになったとのことでした。

とすると、終末期医療は、もともと個の人生を尊重しようというところから始まったと言えそうです。そこから派生するように緩和ケアというものが生まれ、終末期を考えると同時に症状の緩和に目が向けられるようになっていくにつれて、徐々に意識が死から離れていった。

そうした経緯と、近年、先生が危惧されている、緩和ケアでも個よりもエビデンスを重視する傾向が強まっているということはつながっているのでしょうか。

岸本　ホスピス自体は、「ホスピス・マインド」という言葉もあるように、いまも目の前の患者さんを大事にするという姿勢が根本にあるように思います。一方、いま、緩和医療学会でソンダースが取り上げられるかといったら、ほとんどそういうことはありません。精神科医の小森康永（こもりやすなが）先生がわりと最近、二〇一七年に、ソンダースの論文集を翻訳されて出版されましたが、それまでは、彼女の業績を踏まえて議論が展開するという雰囲気はあまり見られなかった印象です。つまり、個々の人生、思いに対しての関心が、学会の雰囲気として感じられません。歴史的経緯とどうつながっているか、ということは自信を持っていえませんが、ソンダースがホスピスを作ったときの考え方と現在の緩和ケアには、やはり距離がある気がします。

近藤　死を扱うよりも、症状の緩和を扱うほうが、エビデンスやデータによって語りやすいということもあるのかなとも思いました。つまり、死という、さまざまな要素が絡み合う複雑な現象よりも、個々の具体的な症状をどう緩和するかを考えるほうが、エビデンスやデータと親和性が高そうというか。その結果、緩和ケアは死から遠ざかるとともに必然的にエビデンスに寄っていくということもありそうな気がしました。

岸本　もともと緩和医療は、他の医療専門分野と比べると、治療に対する効果などが見えづらく、ちょっと違う色で見られるところがありました。それゆえに、よりしっかりとした医療であることを知らしめるために、エビデンスを大事にし、整備するということを、大きな目標の一つに掲げてやってきたという側面があります。

緩和医療学会の中でも、エビデンスをもとにした議論が中心となります。個を尊重するということに軸足をおいた論文を投稿し、そのようなテーマでディスカッションすることができるかと言われると、それは容易ではない部分があると感じます。

近藤　ある意味、もともとエビデンスで語りづらい分野だけに、できるだけ積極的にエビデンスを整備することが必要だったのですね。

岸本　そうですね。科学的な背景や根拠を明確にすることで、医療としての基盤をしっかりさせたい、という意識が、緩和医療の分野全体の流れとしてあったように思います。その結果、ガイドラインの整備が進み、緩和医療が医療として発展してきた部分は確かにあると言えるでしょう。

これからの医療のあり方について

近藤　エビデンスと個という側面から、これからの医療のあり方についても先生の考えをお聞きしたく思っています。

まずは医療とは関係ない話になりますが、私は最近毎日、スマホで天気予報を見るのが習慣になっています。「ああ、今日は雨か。午前中は四〇%で、午後二時から六〇%か。さて」という具合です。

ある日、外は晴れているのですが、天気予報を見ると、まもなく雨が降ることになっていた。そしたら、干していた洗濯物を入れないといけないという気になってしまったことがありました。外は明らかに晴れているし、近くに雲はまったくない。とてもすぐに雨が降り出すとは思えないし、実際に降るとしても、小雨である可能性も高い。でも、スマホが「まもなく雨が降る」というのなら降るのだろう、であれば洗濯物は入れなければならない、と。そしてふと思ったんです。自分も、いま現実に目で見ていることよりもコンピュータに提示された情報のほうを信じてしまっているのかもしれないなと。

岸本　確かにそういうことはあるかもしれませんね。

近藤　また、外にご飯を食べに行く場合も、たとえば食べログなどのサイトの口コミで多くの人がおいしいと言っている店に行き、でも、自分はおいしいとは感じなかったとします。しかし、みながおいしいと書き込んでいたのを思い出して、「イマイチの気がしたけれど、やっぱりおいしかったかもなあ」と、知らず知らず自分の感想を修正したりすることもあるように感じます。つまり、外部から得た情報のほうが正しく思えて、自分の感覚が信じられなくなる。

別の言い方をすれば、データや情報によって現実が歪(ゆが)められる、みたいなことが、意識するしないにかかわらず、誰にとっても日常的に起こっているような気がします。データは正しく、だからそこから得られた結論も必ず正しいんだというような意識が、いつの間にか人間の中に内面化されているというか。そういうなかで、いま、エビデンス重視という流れが医療の中で進んでいっていることを考えると、この傾向はどんどん強まっていきそうな感じがするのですが、いかがでしょうか。

岸本　そうですね、大きな流れとしてはやはり、データは常に正しいと考える傾向が強くなっているような気はしますね。いまは社会のいたるところ、データによって判断する社会になっているので、人間の意識も、自然とそういう方向に向かっていってしまっていますよね、おそらく。

近藤　そのような流れが変化して、医療がエビデンスだけではなく、個々人のほうにいま以上に目を向けるようになるためには、どのようなことが必要だと思われますか。

岸本　そうですね……。問われるとなかなか答えに困ってしまいますね。僕自身は、じつはそういう広い視点をあまり持っていないというか、現在の医療を変えていこうとするには自分は力不足かなと思ってしまいます。ただ、いま何が大事かといえば、やはり事例研究かなと思います。事例研究という方法がより広く取り入れられ、医療者それぞれが、目の前にいる患者と向き合い、その個々の声にしっかりと耳を傾けるようになること、そして自身の話の聞き方を磨いていく、といったことが何よりも重要な気がします。

近藤　しかしそういう方向性がいまの医療の現場に受け入れられていく素地は、なかなかない……。

岸本　医療のあり方を変えるということを目指して活動するのであれば、そういうことを中心的に扱う学会を作ったり、教育現場に取り入れたり、ということを進めるのが一つの方法かとは思います。そういった例でいえば、「ナラティヴ・メディスン（Narrative Medicine）」

を提唱したリタ・シャロンがいます。

彼女はまず、患者の持つ物語を聞き、理解し、患者の抱えている苦境をその複雑さとともにまるごと把握する、といった技能を「ナラティブ・スキル」と呼びました。そして、このナラティブ・スキルを用いて行う医療のことをナラティブ・メディスンと定義しています。

彼女は、ナラティブ・スキルは教育可能なものだと考えていて、コロンビア大学の中にナラティヴ・メディスンのコースを立ち上げるなど、その教育に力を入れています。

その一方で、NBM（ナラティブ・ベイスト・メディスン）の提唱者の一人であるトリシャ・グリーンハルなどは、ナラティブという概念は、スキルとして習得できること以上の広がりや深まりを持っていると述べています。患者とどう向き合い、どう話を聞くか、ということにとどまらず、医療者自身が、医学的観点を絶対視しないなど医療を根本のところから見つめ直さないとナラティブを生かすことはできないだろうということです。

すなわち、ナラティブと呼ばれるものが、スキルとして身に付けられるものかどうかということについてはいろいろな意見があるのですが、いずれにしても、ナラティブという視点、概念を、教育の現場に積極的に取り入れていくということは重要だと思っています。そのコースを卒業した医師が将来増えてきたら、変化が見えてくるかもしれませんね。

近藤　ちなみに確認ですが、ナラティブ・メディスンとNBMは異なるものということになるのでしょうか。

岸本　異なる人物が別々に提唱したものなので、EBMを背景として生まれたNBMと文学を背景として生まれたナラティブ・メディスンという違いや、スキルとして捉えられるかどうかに関する考え方の違いはありますが、基本的な方向性としては同等のものと考えてよいかと思います。

近藤　なるほど、よくわかりました。考え方の違いはあれ、世界的な大学でナラティブという概念が前面に出てくるのは、大きな意味がありそうですね。

岸本　そうですね。私もそういうことができたらいいのですが、自分の能力や性格、残された時間を考えると、私の場合は、そうした大きな目標に向けてエネルギーを注ぎ込むより、やはり、いま自分の周囲でできることを一つひとつやっていくのがいいのかなと思っています。

近藤　目の前の一人ひとりの患者さんにしっかりと向き合われていくということですね。

岸本　自分にとってはそれが何よりも大切なことかなと思います。

近藤　先生のその姿勢こそまさに、個を大切にする、ということなのだとも感じます。

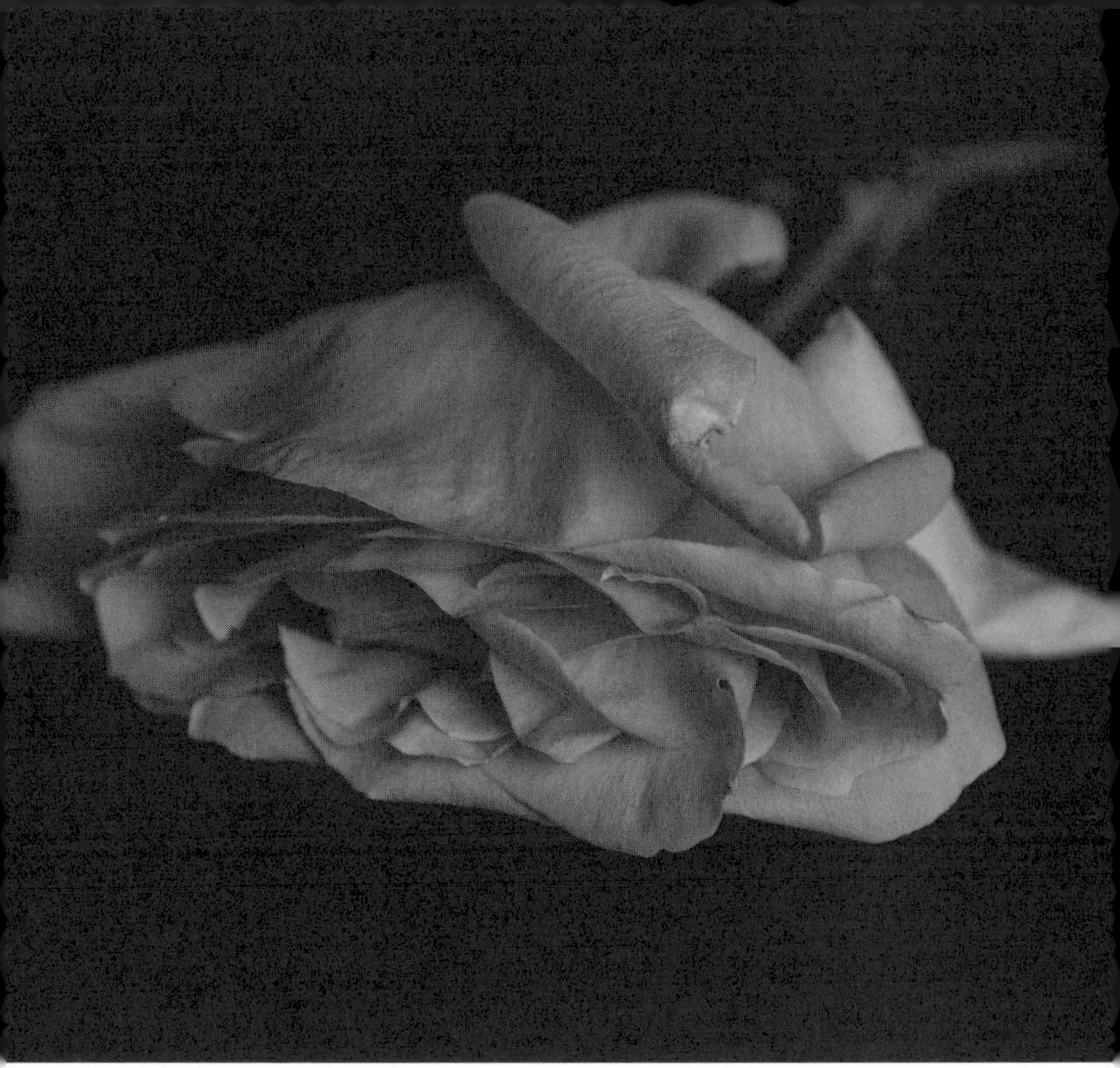

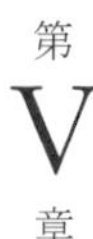

第V章

いたみを抱えた人の話を聞くことについて

個人的な話になりますが、私は、大学院の修士課程を終えた翌年、二六歳のとき、結婚直後の妻とともに日本をたち、以来五年以上にわたって旅をしながら暮らしていました。オーストラリア、東南アジア、中国、ユーラシア大陸、ヨーロッパ、そしてアフリカと、各地で移動と定住を繰り返しながら、ライターなどで収入を得てなんとか生活する日々でした。高校時代から悩まされていた吃音のために日本で就職するのが嫌になったことが、旅に出ようと思ったきっかけの一つでした。

日本を出たときに考えていたのは、終わりのない旅がしたい、ということでした。ライターとして収入を得ながら各地を転々とする暮らしをいつまでも続けることができたら、そんなに幸せなことはないだろう、と。実際に旅を始めて数年が経って、旅をしながら文章を書いてお金を得ることがそれなりにできるようになると、そのように生きていくことも可能かもしれないと思うようになりました。

しかし、日本を出て、四年、五年と経つうちに、そうしたいとは思わなくなっていました。

理由はいくつかありましたが、特に大きかったのは、感動することが少なくなってしまったことです。知らない国や地域を訪れ、未知の文化圏に身を置いても、驚いたり感動したりすることが極端に減っていたのです。旅をすることがあまりにも日常化してしまったのでしょう。

そうして気づかされたのが、終わりがあることの大切さでした。時間が有限であり、終わりがあるからこそ、人は感動するのではないか。終わりがあるからこそ、いまこの瞬間への喜びがあり、今日ここに行こう、明日はこれを見ようと思い、出会った人や出来事、風景に心を動かされるのではないか、と感じたのです。

それは人生においても同じだと思います。いつか死ぬときが来るというのは、寂しいことではある一方、それこそが生きる力の源泉なのではないかと思うようになりました。そんな思いを持ちながら、三二歳のときに旅を終え、日本に帰ってきたのでした。

それから、一五年近くが経とうとしているいま、自分は三〇代前半から四〇代後半になり、死は格段に身近になりました。人生のある時期を一緒に過ごした人が亡くなることが少しずつ、確実に増え、死はどんどんリアルな問題になっています。また、時間が経つのが年々速く感じられるようになっていることも、時々すごく怖くなります。

自分はどのように死を迎えるのだろう。ときにそう考えます。そして、終わりがあることは大切だと思いながらも、終わりがくるのはやはり恐ろしい、という気持ちが少しずつ大きくなっているのを感じます。

しかし同時に、死を恐れる気持ちを強く持つようになったことで、自分の想像力が広がったようにも感じます。いたみを抱える他者の気持ちをそのまま理解することはできないとしても、その人のいたみを理解したいと思う気持ちが強まり、そのいたみを自然と自分に近づけて考えられるようになったようには思います。今後、さらに死を近いものとして感じるようになったとき、死への恐れはさらに増すかもしれないものの、しかし何か、いまはない、他者への思いを持つことができるのかもしれない。そんな気もしています。

最後となるこの章では、死とどう向き合うか、いたみを抱えた人たちとどう向き合うか、といったことをテーマに、私自身が持っている問いを岸本先生に投げる形で、お話を伺っていきます。

近藤　先日、かつて一緒に仕事をしていた編集者が、若くして亡くなりました。まだ五〇代前半でした。

彼とは、最後に一緒に仕事をしてからだいぶ時間が経っていて、また、その後個人的に連絡を取り合うこともほとんどなかったのですが、亡くなる一年ほど前に、突然電話がかかってきました。かなり久しぶりだったので、どうしたんだろうと思ったら、自分はどうも重い病気かもしれない、もしかすると先があまり長くないかもしれないから連絡しました、というんです。ＳＮＳ経由で突然「死にました」と誰かから聞いて知るのも驚かせてしまうから、直接伝えたい人には直接話そうと思って電話をしているんです、と。

突然のことに驚きましたが、経緯を聞くと彼はこのように話しました。

足を痛めたか何かで病院へ行って血液の検査をしたら、肝臓だったかに関連する数値が異常に高かった。医者の触診でも、その数値を裏付ける重大な問題がありそうなことがほぼ確実という状態で、すぐに精密検査することをすすめられた、と。それで、「これはかなり深刻な状態なのだろう」と確信したらしいのです。

まだ何も具体的な診断を受けたわけではないのだけれど、自分にはパニック障害があり、もし医者に「余命がどのくらい」などと言われたら、きっとパニック状態になって耐えられない。病気で死ぬ前に自殺してしまうと思うと、言いました。そして自分のそういう性質をよく自覚しているから、自分はこれ以上医者の診断を受けないことにした、「何の病気か診断してもらうのはやめ、いまのままの生活を続けて、死ぬときに死にます」というのです。ものすごくお酒が好きでよく飲む人だったのですが、酒もそのまま飲み続ける、と。

岸本　なるほど……。

近藤　その電話をもらってから四カ月くらいあと、二〇二二年の一月に、彼に会いに行きました。

その当時彼は、生活がしやすい環境に身を置くべく、長く住んだ大阪を離れて奥さんとともに、彼の実家に移り住んでいました。すでに一人で出歩くのは困難な状態で、彼は、奥さんに車で送られて待ち合わせ場所に来たのですが、げっそりと痩せて、自分が知るかつての姿からは大きく変化していました。

聞くと彼は、痛みを緩和するなどの治療だけはしていたらしいのですが、医者には「入院して治療しないと死にますよ」と何度も言われたとのこと。でもそれ以上の診断は受けないという方針を貫いていて、だから病名は彼にもわからないままでした。ただそのうちに肝硬変になって病院に運ばれてその治療はして、さらに確か階段から落ちて骨を折った。

そんなこともあって、本当に大変そうな状況だったのですが、昼から飲める店に入って、二人で酒を飲みました。座っているのも決して楽ではなさそうだったのですが、ゆっくりと時間をかけながら何杯も、彼は美味しそうに飲んでいました。

再会を約束して別れ、でももしかしたら、叶わないかもしれないと思ってしまう気持ちもあったのですが、その後、再会することを意識しながら、時々連絡をして様子を聞いていました。ちょうどそのころ、私もあまり精神的な状態がよくなかったのですが、そんなことを話すと、後日改めて電話をくれたこともありました。

そんななか、会ってから数カ月が経ったころ、「少し数値が良くなってきたんですよ」と彼が教えてくれました。病気そのものが良くなっているとは思っていないけれど、とにかくなぜか数値が前より良くなっているんだと。フェイスブックで写真を見ても、確かに会ったときより顔色も良くて元気そうに見えます。昔のことを振り返るブログも書いていて、その文面からも明るさが感じられました。もしかすると、稀に聞く、がんが消えたなんていう例に当てはまるのでは。そう彼に言ったり、そうなったらいいなと願ったりしていました。

岸本　そんな変化が起きたんですね。

近藤　はい。そして七月に再び会いに行って、また二人で酒を飲みました。一月に会ったときよりもふっくらしていて顔色もよかった。歩くときも、一人では不安という状態ではあったけれど半年前よりずっとしっかりと歩けていた。この調子だったら、また何カ月後かにさらに回復した状態で飲めるのではないか。そうも思い、ぜひまた飲みましょう、と言って別れたのですが、それが叶うことはありませんでした。会って少ししてから状態が急激に悪化したようで、一〇月初旬に亡くなられてしまったのです。

九月末に彼から、「いろいろあって、話したいことがあるから明日電話していいですか」と連絡がありました。ぜひ、とそのつもりでいたところその日、やはり体調が悪いから日を改めてほしい、また連絡します、とのこと。その後連絡が来ることはないままでした。

岸本　そうだったんですね。

近藤　そのように、最後の時期をわずかに共有させてもらうことができただけなのですが、彼の最期の日々の過ごし方は、すごくいいもののように感じました。奥さんも、彼の選択を全面的に受け入れて、「今日を悔いなく楽しく過ごそう」という方だったし、緩和ケア的に彼を見ていたという訪問医も、彼の願いを良く理解してその中でできることをやってくれる方だったとのこと。彼は、本当にそれがありがたかったと言っていました。ある朝、彼と電話で話したときも、「もう飲んでます」と笑っていて、その様子に私も嬉しくなったりしました。

診断は受けないと決め、好きなお酒を飲み続け、奥さんとも旅行をしたりして過ごし、最後の最後まで自分の意志で、自分で選んだ一日一日を生き続けたのは本当にすごいと思うし、それができたことは本当に幸せだったのではないかなと思っています。

岸本　そうですね。

近藤　その一方で、自分と会っていたときも、彼はもちろん、死をこれ以上なくリアルに意識していたのではないかと思います。

彼と過ごした時間も踏まえて最近、人はどうやって、そういう状況と向き合えるんだろうと、よく考えます。あのとき一緒に飲みながらも、死の淵が目の前に見えていたはずの彼にとって、私との間には決して越えられない高い壁があり、それは彼を圧倒するようなものだったのではないかとも想像します。私自身、「自分もいつか死ぬ」という実感はあるものの、「死」そのものを実感として感じるというのはまったく別なことであるのだろうと、彼の気持ちを想像しながら考えました。

岸本先生は、医師として多くの方を見送り、ともに最後の時間を過ごされてきました。人は死を目の前にしたときにどのように生きられるのか、死とどう向き合えるものなのでしょうか。先生の思うところを聞かせていただけたらと思っています。漠然とした質問になりますが。

岸本　そうですね……。うーん、どういうふうにお答えしたらいいのか……。

近藤　僕は彼に会って、もし自分が同じような状況に直面したら、どういう気持ちで日々を送るんだろうって考えました。人生が終わることとどう向き合えるのか。

彼のように、好きなことをして生きようと思えるか。または、少しでも死から逃れられる可能性があるのならば、それに賭けていろんな治療を試すのか。彼は、少なくとも会って話している段階では、状況を冷静に受け止めている感じがしました。死を受け入れられると、逆にそうなれるのかなと思ったり、いや、これは人それぞれなのかなと思ったり。

岸本　そうですね……。死について自分が何か明確に言えるかというと、やはり何も自信を持っては言えません。おそらく言える人はいないですよね。少なからぬ方をお見送りしてきたいまも、想像するしかありません。

ただ一つ思うのは、一般的に私たちが「死」と言うとき、人は「死」を対象化しているというか、何か「死」という対象、オブジェクトがあって、それについていろいろ考えるという形になっているように感じます。でも実際には、「死」というのは、おそらく状態なのだろうと思います。進んでいく状態、プロセスなのではないかと。

近藤　というと……。

岸本　少しずれるかもしれませんが、土居健郎（どいたけお）という精神科医の先生がいました。『「甘え」

の構造』という本で広く知られるようになった先生です。この本は、「甘え」という日本語は英語に訳せない言葉であり、この言葉が日本人の特徴を表しているのではないか、ということを論じて、当時ベストセラーになりました。もう五〇年以上前の本ですが。

土居先生は、精神分析家でもあり、精神療法に関する本もたくさん書いておられるのですが、書かれたものの中にこんな文章があるんです。不安で精神科の外来を訪れている患者さんに、「あなたは不安なんですね」と声をかけることは、かえって不安な患者さんを不安にさせる。だから、その不安な気持ちを酌んで対応するのがいいんだ、と。

つまり、不安な状態の人に対して、「不安なんですね」と伝えることは、その状態を対象化することになる。対象化するというのはすなわち、「不安である」ということをオブジェクトとして取り出して正面から差し出すようなイメージというか、それを前面に押し出すことになる。それゆえに、かえって不安が強まることにつながりうるということでしょう。

近藤 なるほど、不安という状態が対象化されて、わざわざ目の前に差し出される、という感じになるんですね。

岸本 そうですね。だから私の場合、死に向かわれている患者さんのそばにいるときは、「死」を対象化して論じることは、患者さんのほうから求められない限りこちらからはしていないつもりです。「死」という状態がこの先にあるということはわかりながらも、それも一つの状態として、自然な流れのなかにあるものとして取り組んでいくというか、向き合っていくというか。そんな感じでしょうか。うまく言葉にできないのですが。

近藤　なるほど、生きている現在に対して「死」というものがどこか別個にあるのではなくて、いま現在も「死」という状態のプロセスのなかにいるものとして考える。

岸本　はい。いまもそのプロセスのなかにいると考えることで、「死」をあえて対象化しない。「死」を、現在の自分の外にある何か未知の恐ろしいものというように考えないというか。私自身、若いときは、やはり自分が死ぬこととか、「死」を対象化して考えていた部分があると思うのですが、いまは、そのような感覚になってきたのかなあとは思います。

それでももちろん、関係ができていた患者さんが亡くなられるのを見るのはすごくつらいですし、感情がとても揺れ動きます。ただ、プロセスと考えることで、亡くなられたあとも自分の中でイメージがあって、関係が続いているという感覚はある。それが救いになっているかもしれません。

近藤　確かに、「死」をどこか遠くにある未知の恐るべき対象と考えるのではなくて、自分もすでにそのなかにいるプロセスの一部なんだという感覚が出てくると、死への意識が変わるのかもしれないですね。たとえば、八〇代や九〇代になると、春に桜を見て、それが散ったら、もう桜を見られることはないのかもしれない、といった感覚があるのではないかと想像しています。そういう状態をみなさんどうやって受け入れながら生きているのだろうって思うときがあるのですが、誰もがそういうなかを生きているのを見ると、それは、ある程度の年齢になると、もしかすると、死というプロセスのなかにいることを自然に受け入れられるようになるのかなと、いまふと思いました。

岸本　そういうところもあるかもしれませんね。

死を迎えるときの時間体験

岸本　もう一つ、別の観点から言うと、時間体験の様式というものがあります。これは、精神医学者で哲学者でもあった木村敏(びん)先生が書かれていることですが、彼は、人間の時間体験の様式、すなわち人間が時間をどう感じるかには三つのタイプがあるということを言いました。「アンテ・フェストゥム（ante-festum）」「イントラ・フェストゥム（intra-festum）」「ポスト・フェストゥム（post-festum）」という三つです。

「フェストゥム」というのは祭りという意味です。たとえば、アンテ・フェストゥムは、「アンテ」は「先に」ですので、「前夜祭的」という意味になります。これらは、もともとは統合失調症の人たちの時間体験の特徴の一つとして概念化されたものですが、統合失調症の患者さんに限らず、誰にでもありうる時間体験の様式として木村敏先生は書いています。

ではそれがどういう意味なのかと言えば、アンテ・フェストゥムとは、これから先はどうなるんだろうと、未来を先取りして考えるタイプの時間体験を指します。つまり、日常のちょっとした変化を読み取ってそこに意味を見いだしたりして、この先どうなるんだろう、何か準備しないといけないのではないかと考えるタイプです。

それに対してポスト・フェストゥムというのは、「ポスト」は「後」なので、「祭りの後」または日本語の「後の祭り」に近いかもしれませんが、「あのときはこうだった」「あのときこうしておけば良かった」といった具合に、意識が過去に向かうタイプの時間体験です。

一方、イントラ・フェストゥムは「祭りの中」ということなので、あまり後先を考えずにその瞬間に没入していくというタイプです。ネガティブな言い方をすれば、いまが良ければ、というタイプというか、後先考えずにパチンコにのめり込んだりできる方というふうにも捉えられますが、逆に言うと、あれこれ考えずにいまを生きることができるタイプの時間体験です。

近藤　人間は、時間体験の様式によって大きく三つにわけられるわけですね。

岸本　はい。木村先生のおっしゃっているのはそういうことですね。実際、「死」が迫ってきても、「死ぬときは苦しむだろうか」とか、「痛みはもっと増すのだろうか」とか、先のことを見ていくアンテ・フェストゥムのタイプの人もいれば、「あのときにはこうだったなあ」などと昔のことがいろいろと出てくるポスト・フェストゥムのタイプの方など、いろんな方がいらっしゃいます。

ただ、私が感じているのは、それでも、病気が進んで「死」が迫ってくると、多くの人の時間体験の様式が変わっていくのではないかということです。亡くなられていく姿をそばで見させてもらっていると、多くの場合、いまがすごく突出してくるという感じがするんです。つまり、イントラ・フェストゥム的な時間体験の様式になってくる。

それはたとえば、「今日も命があってよかったです」とか、「今日の夜、寝たらもう二度と目が開かないかもしれないから、今日一日を楽しく過ごそう」といった具合で、明日がどうとか、先がどうとか、時間が過去から未来に向かって一直線に延びるという時間の流れではなくなるということです。それまで重要と思っていた未来のことが何の意味も持たなくなり、いまこの一瞬一瞬へと意識が向かう。あまり先のことは考えないという感じになる。もちろん、みながみなというわけではありませんが、私の感触としては、そういう状態になられる方は少なくないように感じます。死が迫ってくると、その状況が、人を何かそのようにさせる部分もあるのかもしれないと思うのですね。

近藤　なるほど。

岸本　そのような点から考えると、先ほどの編集者の方は、お酒が好きでよく飲まれる方だったとすれば、もともとイントラ・フェストゥム的な時間体験のなかを生きてこられた方だったのかもしれません。それゆえに、病気をされてからも、後先のことはあまり考え過ぎずに、とにかくいまを生きる、この瞬間瞬間に没頭する、ということを無理なく実行されていたのかもしれません。それが最後にいい時間を過ごされる上ですごく有用だったと。

近藤　ああ、そうですね。彼はこんな人でしたと言えるほど自分は親しかったわけではないのですが、確かに彼は、その瞬間瞬間にエネルギーを注いで生きてきた人の印象があります。そして、人生の最後の場面では特にそれがよかったのかもしれないと思うと、なにか嬉しい気持ちになります。

亡くなる少し前のメッセージでも、「先日も鰻(うなぎ)で一杯やってきまして」と、美味しそうな鰻と日本酒の写真を送ってくれました。そのあとに続いた「まあこういうことなのかなあと思っています」という言葉から、その瞬間を心から楽しんでいる彼の姿が想像できました。本当に彼は、最後まで自分の人生を貫いた方なんだなあと改めて感じています。

岸本　そうでしたか。そういう時間を最後まで持つことができるのは、とても幸せなことのように感じます。

一方、医師のほうにもやはり、患者と同様いろんなタイプの人がいます。アンテ・フェストゥム的な方だと、患者さんが入院してきたときに、「これから先、どうしたいですか?」とか、「家で過ごしたいですか?」とか「悪くなったときにはどうしましょうか?」といったことを尋ねがちです。もちろん、聞かざるを得ないという場合もあるのですが、患者さん自身がイントラ・フェストゥム的で、いまに没入しておられる場合、そういう問いが入ってくると、どうしても「死」が対象化されてしまうというか、すごく負担になる場合があります。

じつは私も、忘れられない失敗をしたことがあります。まだ医師になりたてのころ、三〇代の女性の白血病の治療をしていたときのことです。抗がん剤の効果が不十分で、病状が徐々に悪化して厳しい状況になりつつあった彼女に、会話の流れのなかでついこう漏らしてしまったのです。「何かやりたいことがあればいまのうちに準備をしておいたほうが……」と。

すると彼女の表情は固まり、しばらく沈黙が続きました。そして静かに「準備って、何をすればいいんですか」と問い返されました。

彼女は、こう言っていたことがありました。「朝、目が覚めると、今日も命があることに感謝して、一日を精一杯過ごそうという思いになります。毎日がその繰り返しです」と。まさにイントラ・フェストゥム的な時間を生きていたと思うのですね。そこに私が突然「未来」を持ち込もうとした。彼女をひどく混乱させてしまっただろうと思います。

その経験から振り返っても、編集者の方が、ご自身の選択や願いを理解して受け入れてくれる訪問医と出会えたことは、とてもよかったと思いました。それがありがたかった、とおっしゃったのは本当にそうだったんでしょう。

近藤　彼自身がその出会いを導いたのかもしれませんね。

岸本　死を目前にしてイントラ・フェストゥム的な時間を生きている人の思いを想像できる人間が近くにいるかどうかは、患者さんにとって、本当に大きな違いのように思います。

キューブラー＝ロスが遺したもの

近藤　死というテーマに関連して、キューブラー＝ロスについても伺いたいと思います。

岸本　はい、そうですね。

近藤　エリザベス・キューブラー＝ロスは、スイスの出身の精神科医です。チューリッヒで医師になったあとアメリカにわたり、「死」と深く向き合う仕事をしたことで知られています。まだ死というものに医療が正面から向き合うことのなかった六〇年代に、彼女は、死を目前にした患者たちに毎週一人ずつインタビューするということを大学のセミナーとして行い、それを『死ぬ瞬間』という本にまとめた。その中で彼女が提唱した「死の受容のプロセス」または「死の五段階」は広く知られています。徹底的に死と向き合うことで彼女がたどりついた、人が死ぬときに経るとされる心理面の変化についての考察です。死について考えるうえで、彼女はとても重要な人物ですよね。

岸本 そうですね。彼女が社会に与えた影響というのはとても大きいと思います。

近藤 『死ぬ瞬間』を読んだのですが、がんの告知がタブーとされていた時代に、終末期の患者に直接「死」について尋ねていったというのが本当にすごいなと思いました。はじめ他の医師たちからは、そんなことをするなんて信じられないという顔で協力を拒否されたり、「死体を漁るハゲタカ」とまで言われたりもしたそうですが、それでも彼女には、死から目を背けるべきではない、死を無視したり否認したりすることがさまざまな問題につながっている、という確信がありました。そして二〇〇人以上に及ぶ死に瀕した患者にインタビューした。半端ではない信念の強さが、その本から感じられました。

ところが彼女は、人間が死んでいく過程をそこまで深く見つめ、人が死を受容するプロセスを見いだしていったのにもかかわらず、自分自身が最後病気になったときにはその状態を受け入れられず、周りの人に悪態をついたり「自分がしたことは何も意味がなかった」といったことを言ったりしたとされます。

自分は、岸本先生との対話の最初の回で彼女についての話になったのをきっかけに『死ぬ瞬間』を読んだのですが、岸本先生は、ロスが最後に、自身が人生をかけてやってきた仕事を否定するような状態になったことについて、「逆にだからこそ本物だという感じを受けた」と話されました。それはどういうことなのでしょうか。そのことについて詳しく聞かせてください。

岸本　キューブラー＝ロスは、本当にすごい人です。あの時代に「死」を正面から取り上げ、患者さんを不安にさせることなく「死」について語り合うというのは、よほどの覚悟、または、自身の中に確固たるものがないとできないでしょう。だからこそ、彼女自身が大変な状態になったとき、「キューブラー＝ロスにとってのキューブラー＝ロスがいなかった」という部分があるのだろうと思うんですね。あのキューブラー＝ロスが抱えている大変な思いを聞ける人がいなかった。

そういう状況のなかで彼女は、自身がやってきたことの全てを引っくり返すような言動に出た。意図してなのか、そうではないのかはわかりませんが、彼女がそのような状態になったことは、光と影と両方があって人生なんだ、ということのように私には映りました。

彼女がそのような自分の姿を隠さずに伝えていることにもすごく意味があったように思うのです。

近藤　確かに、自分が人生をかけて構築してきた思想というか理論というか、そういうものを、自分自身が受け入れられないということを表明するのは、逆説的ではありますが、彼女のやってきた仕事が、それだけ真剣に魂を込めて構築したものであり、それに自分自身が正面からぶつかっていった結果のようにも思えてきました。自分が作り上げてきた論をすんなりと本人が受け入れたら、逆に何かつくりものっぽい感じがするかもしれない。

死は、そうそうきれいな理論の中に納まるものではなく、本当に底知れぬ、わかり得ないものなんだ、ということが、彼女の最後の苦悩から逆によく伝わってくるのかもしれないと、いま思いました。

岸本　受け入れるかどうか、という言い方がいいのかはわからないのですが、とにかくロス自身が、自分のことを、そして自分がやってきたことを、最後に否定する形になったという事実がある。そのことを知った上で改めてロスの仕事を振り返ってみても、やはり彼女がやってきたことはとても意味があることだったと私は感じます。つまり、彼女自身が否定してもなお、その重要性は変わらない。そう思える仕事であるからこそ、本物なのだと。

たとえば、「死の五段階」の説は、いまではあまり言及されることはなくなっていますが、私自身は、やはりあれはあれですごく大事な考え方だと思っています。もちろん、彼女が提唱した五段階、すなわち、否認、怒り、取引、抑うつ、受容という順番で死の受容が進むということが必ずしもそうだとは言えないのは、いまでは誰もがわかっています。

それでも、たとえば患者さんが「怒り」を表出されている場合に、その意味を考えさせてくれるなど、死を前にした患者さんが経ている状態を受け止める上での一つの重要なヒントを示していることは確かです。それをあの時代に提唱して、大切な土台の一つを作ったことの意味は決して小さくありません。その上で、ロス自身がそれを否定したというこの意味も含めて、私たちはロスの仕事について考えていかないといけないのではないかと思っています。

近藤　五段階説がその通りではないからロスは間違っていた、と考えるのではなくて、誰もが死から目を背けていた時代に死と正面から向き合って彼女が提唱したことの中にはものすごい中身がある。そのエッセンスはやはり生きている、という……。

岸本　そうですね。でも本当に、死についてはやはり誰にもわからないのだと感じます。実際に最後に自分がどのような気持ちになるのか、どのように死を迎えるのかは本当にわからない。

「死出の旅路は一人」というフレーズが自分の中にあるということを前にお話ししましたが、死にゆく人の気持ちはやはりその人にしかわからない。私は、わからないということを受け止めて、でも、できるだけ寄り添い、気持ちを想像し、自分なりにギリギリのところまで一緒に行って、見送りたいという思いです。

近藤　ロスはこんな事例も紹介しています。

ある女性が飲酒運転の車にはねられ、それを目撃した男性が近づき、声をかけたときのこと。女性は男性に頼みます。アメリカ先住民の特別保留地にいる自分の母親にメッセージを伝えてほしいと。自分は既に父と一緒にいる、だから私は大丈夫だし、幸せです、と。そして彼女はその男性の腕の中で亡くなります。心打たれた男性は、彼女が話した特別保留地まで七〇〇マイルも遠回りして訪ねていく。彼女の母親を見つけメッセージを伝えたところ、母親は男性にこう話したそうです。娘の交通事故の起こる一時間ほど前に、夫は突然の心筋梗塞で亡くなったのだ、と。

このような例をロスは複数挙げていますが、このエピソードだけを読んでも、死ぬときに人がどんな状況になり、どのような気持ちになるのか、想像すらできないような気がしてきます。

「傷ついた治療者」として

近藤　死からは少し離れ、話を聞くということについて伺います。医師や精神療法家でなくても、困難な状況にある人の話を聞く機会というのは、誰にとっても生きているなかで、ありうることかと思います。

その際、私の場合、自分の精神的なもろさや弱さが話を聞く上でどのように作用するのだろう、と考えることがあります。というのも自分は、精神的にあまり強い方ではないという自覚があるからです。いろいろと細かいことが気になってしまうし、落ち込んだりもしがちです。おそらく多くの人はこんなことであれこれ悩んだりはしないんだろうなあと思うようなことで、日々神経をすり減らしています。まったく厄介です（笑）。

ただ、そうした面は、生きていく上ではつらさにもなるのですが、相手への想像力を働かせるという意味では、ときに有用かもしれないとも感じています。その一方で、人の悩みやつらさを聞き、受け止めるためには、自分自身に、相手の話を受け入れられるだけの気持ちの余裕がないといけないとも感じます。

岸本先生も、これまでお話を伺って来たなかで、悩んだりされることが多い方であるということを感じてきました。他の方の話を聞く上で、そのような部分がご自身にどのように作用していると思われるか、教えてください。

岸本　その点は私もとても重要だと考えています。いくつかお伝えしたいことがあります。

一つは、私がこの点を考える上ですごく参考になった、ユング派の先生たちの治療観で、「傷ついた治療者（Wounded Healer）」という考え方です。

一般に「治療」というと、健康な人が病気の人を癒す、ということをイメージする方が多いでしょう。しかしユング派の人たちは、「傷ついた者が傷ついた者を癒す」という考え方を取り入れています。

たとえば、発熱時に冷やすことで熱を下げるのは、ある状態に対してその反対のもので対抗する方法です。これをヘテロパシー、または異種療法と言います。それに対して、熱を熱によって対処する、つまり対象に対して同種のもので対抗するという考え方が古くからあります。これをホメオパシー、すなわち、同種療法と呼びます。痛みであれば、ヘテロパシーの場合、痛み止めで症状を取ろうとするけれど、ホメオパシーでは痛みをむしろ増強するようなスタンスでかかわるわけです。

近藤　痛みを痛みで制する、なんていうこともあるのですね。

岸本　そうなんです。「傷ついた治療者」という考え方はまさにそれなのです。スイスの精神科医でユング派を代表する学者の一人に、アドルフ・グッゲンビュール＝クレイグという人がいるのですが、彼が『心理療法の光と影』という本の中で、そのことを詳しく書いています。私はこの本を学生時代に読み、以来その考え方にとても影響を受けています。

ユングの理論では、人間の心の深いところには、太古から備わっているイメージのようなものがあるとされ、それを「元型」と呼びます。それによって、母親なら母親の、父親なら父親の行動パターンのベースができていると考える。母親元型、父親元型、という具合です。

グッゲンビュールは、その元型をペアで考えるんです。つまり、治療者と病者、父親と息子のように、対極にあるような存在をペアで捉えて、「治療者—患者元型」や「父親—息子元型」といったものを考える。治療者—患者元型であれば、すごく単純化して言うと、「誰の心の中にも医者もいれば患者もいる」という感じです。一人の人間の中に、医者的な部分と患者的な部分の両方がある、ということです。

たとえば医者である私が患者さんと対峙（たいじ）する場合に、私が自分の医者的な部分に同一化して、患者的な部分をないものとして対応したとします。すると、患者さんは「患者」になる。つまり、患者さんは、その人の患者的な部分に同一化し、医者的な部分が影をひそめるのです。逆に医者が、自分自身の中にある弱い部分、すなわち患者的な部分を意識して患者とかかわると、患者さん自身の中にある医者的な部分が活性化されてくるという考え方なんですね。

近藤　なるほど、それはわかる気がします。

岸本　患者さんの中の医者的な部分が活性化されるというのは、たとえば、がんの患者さんが痛みを感じているときに、薬をこう使えばこの痛みは制御できるんだと自分自身で考え、それに取り組もうという姿勢が自ら育っていくようなことです。そうなると、痛くても対処できるんですね。でも、医者の側が、患者さんが痛がっていたらすぐに「私が取ってあげます」「薬も調整します」というスタンスだと、痛みが出たらすぐに「先生お願いします」となる。すると患者が「患者」になってしまい、自分で痛みに取り組もうとする姿勢が育たない。

キューブラー＝ロスも書いていましたが、何でもかんでもやってあげるのがいいわけではない。やはり、自分でというところが大事になる部分があるんですね。

先に、私が怒鳴ってしまったという患者さんについて話しました（第一章）。頻繁に呼ばれ続けることを私が抱えきれなくなって、思わず怒鳴ってしまったことを機にその患者さんが落ち着かれていったというケースですが、この場合は、怒鳴ったことによって患者さんの医者的な部分が活性化されたという言い方ができるでしょう。改めて、怒鳴ったことを肯定するわけではなく、結果としてそうなった、ということですが。

近藤　なるほど、そうですね。患者の中には医者的な部分があり、自らを治癒する力がある。そのことをまず医者が認め、その活性化を促さないといけないわけですね。そのためには、医者自身が、自分の中にもまた患者的な部分があるということを意識していることが大切だと。

岸本　そういうことです。このことに関連して、もう一つ自分の経験をお話しします。これもまただいぶ若いころのことになりますが、ある入院患者を担当したときに私は、別の医師にとても厳しく叱責（しっせき）されたことがありました。

その患者さんは血液と心臓の二つの難病を抱えていたのですが、入院して一週間が経ったとき、入院時にすでに大きかった心臓がさらに大きくなっていた。あわてて心臓の外来主治医だった先生に相談したところ、その先生は、私が書いた入院カルテを見て猛烈に怒ったんです。病棟中に響き渡るような大声でした。理由は、カルテの記載に重大な不備があったことや、入院してから一週間その先生に連絡をしていなかったことなど、言い訳のしようのないことばかりでした。別室で散々怒鳴られたあとに、最後に「もう医者などやめてしまえ」とまで言われました。

完全に私の落ち度だったのですが、やめてしまえと言われたのは相当堪えました。その後、いろいろ悩んで、本当に医者をやめようかとも考えたりするほどでした。

一方、そうしたときに、私は別の患者さんから重大な告白を受けたんです。それは急性骨髄性白血病を治療中の女性の患者さんでした。発症して一年余り抗がん剤治療を続けていたものの、思わしい効果が出ず、大変な状態にあった方です。当時は、がんは告知しないのが普通だった時代です。彼女にも病名は伝えていなかったのですが、ある日、彼女は意を決したように私にこう話されました。じつは私は、自分の病名を知っているんです、と。主人が医学書に挟んでいたメモを見て知ってしまったのだけれど、でもどうしたらいいかわからない。主人にも言えず、ずっと泣いてばかりいる。きっと主人もつらいはず。先生、主人に言ったほうがいいと思う？　と問われたんです。

私は、彼女の話を聞き続けたあと、つらかったね、というのがやっとでした。でも、その時間をともに過ごし、告白をしっかりと受け止めることができたようには感じました。そして彼女は、私に打ち明けることで気持ち的に立ち直っていかれ、その告白は、病気の経過のなかで大きな転回点となりました。

それは私が叱責を受けた数日後のことでした。私はこのとき医者を辞める覚悟もしていた。大げさに聞こえるかもしれませんが、医者として死に瀕していたような状態でした。つまりこのとき、医者である私自身が、自分の中に病や傷を見ていた。そのことで、患者さんの中の治療者が活性化されたのかもしれないと感じたのです。叱責という形で傷を受けることで、私が「傷ついた治療者」として機能したのではないかと。

近藤　叱責を受けたことが、先生の中に彼女の話をしっかりと受け止める基盤のようなものを作ったのかもしれない、ということですね。

　自分自身が傷を負ったり痛みを抱えたりすることが、他者の痛みを受け止める上で役割を果たす可能性があるという考え方は、自分にとってある種の支えになりそうな気がします。ちなみに、その患者さんは、先生が叱責を受けたことを知っていたのでしょうか。

岸本　いや、知らなかったと思います。私が叱責されたとき、彼女は無菌室にいたからです。

近藤　とすると、そのタイミングで彼女が告白したのも、もしかすると、何か岸本先生の患者的部分を自然に感じとったゆえなのか……とも想像しました。その患者さんはその後どうなったのですか。

岸本　その五カ月ほどあとに、ご主人が転勤されるとのことで他の病院に転院されました。転院の前にお手紙を書いて渡したところ、転院後も、時々手紙で近況を知らせてくださいました。でも転院からさらに五カ月ほどが経ったのちに、亡くなられました。叱責されたこととも重なって、この方のことはとても印象に残っています。

近藤　そうだったのですね。

岸本　ところで、グッゲンビュールはこんなことも書いています。医学部の学生たちは、医学について勉強するようになると大抵、自分の体のことを心配し出すものだと。つまり、たとえば、ちょっとホクロがあるだけでも「ああ、これはがんじゃないか」と気になったり、咳が続けば「自分は結核なんじゃないだろうか」と考えたりする。

そして彼は、そこが「分かれ道」だと言うんです。

近藤　分かれ道というと……?

岸本　医学を学ぶなかで体のどこかに心配が生じ、検査してもらって「何もありませんでした」と言われたとします。そのときに、「自分が不安になったのは、自分がいま体のことを過剰に心配するようになっているからなんだ」と納得し、その不安をないものとして健康な医者になっていく人たちがいる。その一方で、不安になった自分自身の気持ちを見つめて、「自分の中にもこのように不安になる気持ちがあるんだ」と受け止め、「患者さんも同じなんだろう」と考える人たちがいる。そのどちらであるかで、異なる治療観を持つ医者になっていくというわけです。

そのことを私は、医学生のときに読み、なるほどと思いました。夢の中で自分ががんになったのもおそらくそういうことなのだと。自分の中に病になる可能性があって、それを夢でとてもリアルに体験した。自分にとっては、そのときの感覚をしっかりと心に留めて持っておいたことが、自分の中にある弱い部分を受け止め、病を見つめる入り口になったように思っています。

私は医者になってからも、自分自身が不安になるという体験を何度もしてきました。そのときはもちろんつらいものの、ただつらいだけではなく、体験としてすごく意味があるのだということをグッゲンビュールは説明してくれています。それが自分の支えになって、つらさを抱えてこられたようにも思っています。

近藤　岸本先生の医師としての考え方やあり方は、いま話されたような「弱い部分」があるゆえであろうことを改めて感じています。これまで伺ったそれぞれの事例からも、岸本先生が患者的な部分を抱えているからこそ、ということが多くあったように思います。

岸本　そうですね、自分の根底にはやはりそういうものがあるのだと思います。それが自分の医師としてのベースとなる部分を形作っていると感じます。ただ一方、一つ付け加えると、医者はみな「傷ついた治療者」であるべき、ということではありません。どちらがいいということはないと思っています。

「健康な医者」が患者さんに元気や健康な部分を分け与えていくという治療観ももちろんあります。そういうことができる医者もいますし、どちらかといえば、そういうスタンスで患者とかかわる医者のほうが多いかもしれません。

ただ私の場合は、大変な経験をしておられるがんの患者さんなどにかかわっていくスタンスとして、自分自身の中にある、不安や恐怖、困難とかを意識しながら会うほうが患者さんとつながれるのかなということです。

近藤　確かにいろんなスタンス、さまざまな治療観がある。患者さんによっても、または患者さんの置かれた状況によっても、どのような治療観が合うのかは違ってくるのかもしれない。しかしいずれにしても、医師または治療者自身が、自分の根底にあるものを自覚すること、そして、それが患者に対してどう働きうるかを知っておくことが大切なのかもしれないと感じます。

自分自身についても、人の話を聞くときに、どのようなスタンスで聞いているのだろうと、考えさせられます。

病の先にありうる「幸福感」

近藤　岸本先生の著書『緩和ケアという物語』の中に、《「病うこと」と幸福感》というテーマで書かれた部分があります。この二つの言葉の対比が目を引いたのですが、その中に「苦しみの窮まるところに幸福感は訪れる、と教えられた」と書かれていたことが印象に残りました。

医療の話からは外れますが、日々、世界の出来事を聞いていると、本当に、どうしようもない困難のなかに生きていかなければならない人が無数にいて、あまりの不条理さや人生の不公平さに、どうしていいかわからなくなるときがあります。そうした人たちは何を支えに生きているのだろう、ともときに考えてしまいます。

一方、いずれ自分も、病気をして死を迎える時期がやってきます。それはもちろん、世界で起きている不条理な現実とは違うけれど、そのときに自分は何を思い、何を支えに日々を過ごせるのだろうと考えます。そうしたなかで、病との関連で「幸福感」という言葉を見たとき、引き込まれました。何かここに、世界の出来事を見つめる上でも、また、自分自身の人生を考える上でも、ヒントがあるような気がしました。最後にこの点について詳しくお話しいただければと思っています。

岸本 緩和ケアに関連して「幸福感」が論じられることは多くはないでしょう。私自身も、「幸福感」について前々から考えていたというわけではありません。また、苦しい病を経た先にいつも幸福感が待っている、とはやはり言えないと思うし、それゆえに、その先にある幸福感を目標にして病気の苦しさと向き合えるかというとそうではないと思います。

ただ、これまでに出会ってきた患者さんのことを振り返ると、苦しい病気を患うことが、結果として幸福感につながることはあるように思っています。幸福感という言葉が適切かどうかはわかりませんが。私自身、そのような患者さんに少なからず影響を受けてきました。

近藤　確かに、病気をしたあとに必ず何か幸福な瞬間が待っているかといえば、そうは言えないだろうと思います。その点は踏まえた上で、幸福感とはどういうことか、聞かせてください。本の中では桜木さん（仮名）という四〇代の女性について紹介されていました。

岸本　はい。桜木さんは、慢性骨髄性白血病（CML、chronic myeloid leukemia）になられた方でした。まず少しこの病気について説明しますと、これは、「慢性」という語がついている通り、急に命にかかわるものではありません。一方、慢性骨髄性白血病に対して、すぐ命にかかわりうる急性骨髄性白血病という病気もあります。この両者は何が違うのかというと、簡単に言えば、がん細胞が大人になるかならないかの違いなんです。

近藤　大人になる、というのは……。

岸本　白血球には、卵から大人になるまでの段階があるのですが、がん化した白血病細胞は、大体、子どもの段階のままどんどん増えていきます。つまり、子どもの細胞ばかり増えて、大人の細胞が増えないわけです。免疫を担当する能力を持つのは大人になった細胞なので、そうなると免疫の役割を果たせる細胞が足りなくなる。その結果として、命にかかわる感染症などを起こしやすくなるんです。それが白血病の仕組みです。

ところが、慢性骨髄性白血病の場合、がん化した細胞はどんどん増えていくのですが、それらが大人になってくれるんです。通常、人間の白血球の数は、血液一マイクロリットルあたり一万個に届かないくらいです。それがこの病気にかかると五万とか一〇万というレベルまで増えてしまうのですが、それでも、増えた白血球が大人になるため、それなりに役割を果たしてくれるんですね。そのため、急に命にかかわるということがないんです。

だけれど、ある時点で大人にならなくなる。すると慢性骨髄性白血病は、急性転化といって急性白血病みたいになり、すぐに命にかかわる状態になるんです。そうなると、骨髄移植をしても救えない。それゆえに、慢性のときに骨髄移植をするというのが、当時の標準的な治療法でした。いまから二〇年以上前のことです。

近藤　当時、ということは、現在はそうではないんですか。

岸本　最近では、慢性骨髄性白血病は、薬を飲むだけで移植もしないで治癒が目指せる病気になっています。というのは、この病気はある遺伝子の変異、異常が原因で発症することがわかり、その遺伝子をターゲットにした薬ができたからです。薬を飲み続けると、その遺伝子変異がある細胞がどんどん減っていってほとんど検出できないぐらいまでになる。やめるとまた出てくる可能性はあるのですが、薬を飲み続けていればほぼ正常の状態になるんです。

近藤　なるほど、よくわかりました。

岸本　桜木さんの話は、その薬が使われるようになる前のことです。そして彼女の場合、白血球が増えすぎるだけでなく、増えた白血球が体のいろんなところに行って塊を作り、腫瘍を作って悪さをする、ということが起きてしまっていました。

　その主な部位が、脊髄の神経や脳でした。そうした場所を循環している白血球がしみ出てそこで増えて塊をつくる。すると神経を圧迫するので、脚が動かなくなったり顔面神経麻痺が生じたりなど、いろんな症状が出てくるんです。

　彼女はそんな状況にあり、急性になる一歩手前と考えられました。そのため、強い抗がん剤治療をして骨髄移植を行いました。それで一応少し落ち着かれたのですが、桜木さんは、移植をしたあとにまた再発したんです。塊が出てきた。

　そうなると普通は、命にかかわることが多いのですが、桜木さんはその後の治療が幸いうまくいって回復され、寛解状態に至ります。移植をしたドナーの人の細胞を少し点滴するという「ドナーリンパ球輸注」という方法を行ったところ奏功したのです。その方法は、リンパ球で免疫をちょっと強めるといった感じの治療なのですが、それを行い、かつ、腫瘍が増えたところは放射線で制御して、とやっていったら、そこからさらなる再発は起こらずにぐっと落ち着いたんです。非常に珍しいケースだったように思います。

近藤　そういうこともあるのですね。

岸本　はい。彼女の場合、そういう形で危機を乗り越えられたんです。

近藤　桜木さんの場合、そのような珍しいケースとして良くなったということがあったから幸福感へとつながったのでしょうか。

岸本　確かに、病気が良くなったことは大きいでしょう。ただ、それだけではないと思っています。というのも、彼女は病気以外にいろいろな体験を抱えていて、複雑な状況のなかにいらしたからです。病気だけが問題ではなかったのです。移植したあとに、彼女はそれまでのつらい思いを話してくださいました。

桜木さんは、お母さんが自殺されていて、さらに、父方の祖母も自殺されている。つまり、彼女のお父さんとそのまたお父さん、二代続けて奥さんが自殺されたということです。いずれも、夫との関係が大変で、いまでいうDVのようなことがひどい家系だったということのようでした。

彼女も、小さいときからそういう家系の中でずっと育ってきた。弟を守りながら、自分が前に出て母親を守ろうとしたけれど守れなかったとか、そんな経験をたくさん話してくださいました。

また彼女には息子さんがいました。当時、大学を出られたぐらいの年齢だったのですが、それまでなかなか学校に行けず、仕事もうまくいかなくて、引きこもりのような状態になっていた。だから、彼女の仕事を手伝ってもらうことで少しずつ社会に出ていくトレーニングを始めたような状況だったのですが、そんな折に彼女が病気になり、入院することになってしまったのでした。

加えて桜木さんは、お父さんの面倒も看ていました。暴力をふるうこともあったような人だったから、彼女の夫も協力的ではあったもののやはり桜木さんがいなければという部分が大きかった。そんなお父さんを一人で家に置いていくことがかなり心配だったようで、彼女は、最初に病院に来たとき、状態はかなり悪いのに「絶対に入院はできない」と言っていたのです。

こっちとしては、命にかかわるからと思っていろいろ言うんだけれど、こんなに長くは入院できない、入院するにしても一週間で退院できるぐらいの治療をしてほしいとか、いろいろ言われました。そのようなやりとりを経て私は、病識がない人だなと、つまり、自分の状態がわかっていない人、自覚がない人だなというふうに思ってしまったのですが、あとから、先のような事情を聞いて、「ああ、事情をわかっていなかったのはこっちだったんだ」と思わされました。彼女がどれほど大変な思いをしてきたかというのが、私はまったくわかっていなかった。

とにかく、そのような状態で病院に来られた。だからしばらくは、入院せずに外来ででできるような治療で粘っていたのですが、三、四カ月を超すぐらいでしたか、神経のほうにどんどんがん細胞が広がって、動けなくなって入院されることになりました。それでも、放射線をやったりして、ちょっと動けるようになったらまたすぐ退院したいとおっしゃるので、さすがにこの病気は移植しないと助からないからとお話ししました。そうしてようやく、移植をすることに納得してくださったんです。

近藤　それはまだ岸本先生が桜木さんの事情について知らないときということですよね。

岸本　はい、そうです。そうしてなんとか移植を行った。すると移植後には無菌室に入ってしばらくそこにいないといけないのですが、無菌室は周りからはわりと隔絶された環境であるし、私も、その中でいろいろと処置をしながら話を聞かせてもらえる時間があった。それでその機会に、先ほどの事情などをいろいろと聞かせてもらったんですね。また、いろんな絵を描いてもらったりもしたんです。

するとあるとき、彼女は家の図面を描き始められたんです。家を建て直したい、と言って。建て直す予定があって、そのイメージになるような感じの図面を自分で作って描かれていたんです。それを見て、私は思いました。彼女は、家の建て直し、つまり、家族の立て直しの作業を行っているのではないかと。

父親はすでにだいぶ年を取っていて、口は悪くとも前みたいに手を上げたりということは体力的にできなくなった。それでも、介護の人もすぐに引き揚げていってしまったりするし、やはり他の人に任せられるような父親ではない。だから自分が看なければならず、入院中は旦那や息子に頼んだけれど、退院したらまた自分が父親の世話をするんだ、と話されました。

また彼女には、弟さんがいて、弟さんも結婚しておられた。当時の感覚からすれば、弟が長男なので、本来はその奥さんが父親を看るところなのだけれど、そこの家に入った女性がみな、お母さんもおばあちゃんも自死しているということがあったから、彼女はとにかく、弟の嫁には家に入ってほしくないという思いがあった。それもやはり、自分が父親を看なければ、という思いにつながっていったんですね。

彼女は本当にいろいろと大変な思いを抱えながら、家を支えていたんです。でも入院して移植を受けざるを得なくなってどうしても家のことができなくなった。

すると、さっきの「傷ついた治療者」ではないですが、動ける人がいなくなって息子さんががんばらざるを得なくなると、彼が少しずつ動くようになったんです。外へ出るようになり、病院にも見舞いに来てくれた。桜木さんが病気になったのをきっかけに、息子さんはおそらく自分ががんばらなきゃという思いが出てきて、すごく変わっていったんです。
いままでは父親のことも息子のことも、全部彼女がやってきたのですが、それはある意味、先回りして彼女がいろいろとやってしまっていた、とみることもできます。たとえば彼女と息子さんを先の「治療者・患者元型」に重ねて言えば、お母さんが「健康な治療者」で、引きこもっていた息子さんは治療者に依存するばかりの患者の側だったのが、桜木さんの患者元型が前に出てきたことで、息子さんに、治療者元型が出てきた、というように考えることができるのではないかなとも思うのです。

近藤　そのような大変な状況のなかで、共倒れになるというか、お母さんが倒れて、息子さんもますます動けなくなってさらに大変な状態になる、ということもあるのではないかと思うのですが、そうなるかならないか、というところでは、どのような違いがあると考えますか。

岸本　それはなんとも言えないところですが、一つには、やはり桜木さんが安定していて、何かこう全体の流れの土台になるようなところがあるかないか、というのが大きいように思います。土台がしっかりしていると、いろんなことが自然な流れのなかで動いていく。
僕自身、桜木さんが自分とのやり取りのなかで少しでもそのような土台を作って安定していってほしいという思いで接していました。というのも、それこそがユング派の人たちが考える治療イメージなんですね。河合隼雄先生や山中康裕先生はそういう治療観を持っておられた。それに僕もすごく影響を受けてきました。深くかかわって安定した土台をつくり、そこから生じてくる流れを大切にするというか、そういうイメージですかね。

それでもどうしても共倒れになるということもやはりあると思いますが、そうなったら、またそこから考えていく。それしかないんですよね。

近藤　そうですね。

岸本　うまくいかなくても、いまはそういう時期なんだと考えて、そこから次、何が出てくるかということを見ていくしかない。

苦しみがあるからこそ

岸本　でもそうして桜木さんは、移植をして、一度大変な状態になられながらも、その後順調な経過をたどっていかれた。そして回復されたのです。

まだそこまでに至る前の無菌室で、彼女はこんなことも話されていました。「病気になって、人に優しくすることができるようになった。いままでは仕事が一番。自分のことしか見えていなかった」。でもそれが変わったと。また、子育てについても大変だった事情を話されて、「私が親にかまってもらえなかったということもあるけれど、自分が親になって結局、同じことをしていたんだよね」と、自分に言い聞かせるように言われました。私はそういうお話を、圧倒される思いで聞いていました。何か水路ができたように、彼女が自然と内面を吐露してくれているようでした。

そのあと、移植から三カ月以上経って退院が見えてきたという矢先に、先に書いた通りに再発されたのですが、望みをつないだ治療がうまく効いて回復された。そして、移植から五カ月が過ぎたころに無事、退院されたのでした。

近藤　過去の話とは知りながら、お話を聞いていて、いま、ああ、よかったなあという気持ちになりました。

岸本　そうですよね。その後、退院されたあと、彼女はいろんなところへ旦那さんと旅行に行き始めるんです。そして旅先からたびたび僕に手紙を送ってくださったのですが、それが、いつもすごく幸せそうな手紙だったんです。子どもさんが生まれてから二〇年以上、旦那さんとそんなにゆっくり旅行へ行ったことはなかったと言われて、読んでいてこちらも嬉しくなるようなものばかりでした。

近藤　まさに幸福感があらわれていた……。

岸本　はい。病気をされて、彼女の中でものの見方や考え方が少し変わられたのかもしれません。全部自分が抱えなければと思っていたのがそうでなくてもいいと気づかれて、旦那さんとの関係も変わられたのかもしれない。

桜木さんは、白血病になってから骨髄移植を受けて退院されるまでの間は、苦しみの連続だったと思うんです。慢性骨髄性白血病は急性転化の一歩手前の状態で、転移も次々と生じてかなり厳しい状態だった。その後、移植後に再発したときは、さらに厳しい覚悟が必要だったと思います。それから一縷(いちる)の望みをかけて行った治療がなんとかうまくいって退院までこぎつけたものの、再発しないことを祈るのみという状態で、もう安心という状態ではまったくありませんでした。でも一方で、そうした苦しさがあったからこそ、手紙を通じてこちらまで幸せな気持ちにさせてくれるような幸福感へと行き着いたのではないかとも思うんです。

これまでのさまざまな患者さんとの出会いのなかで、幸福感を伝えてくれる人というのは複数いましたが、その方たちのことを思い浮かべると、それぞれ状況は違うものの、みな大きな苦しみがあった。苦しみを通らずしてその心境に至った人は一人もおられなかったように思います。そして私自身、そのプロセスに自分なりに関与できたからこそ、幸福感を共有させてもらうことができたのだとも感じます。

近藤　すごく納得です。苦しみの先に幸福感があること、そして、岸本先生がそのように受け止められる方であることもまた、桜木さんが幸福感を得たことにつながっているように思いました。治療者の側、つまり話を聞く側が、相手の人生に対して思いを寄せられていないと、患者さんにもそこまで変化が及ばなかったのではないかと、これまでの先生の話を聞いてきて思いました。

岸本　病気になることでそれまで以上に状況が難しくなることももちろんありますし、僕らができることも限られています。そういう意味では、これも患者さんとの出会い、ですかね……。ただやはり、聞く側がどういう意識を持っているかで聞けることは変わってくるというのは確かだと思います。そこは自分もできるだけのことをやっていきたいといつも思っています。

ところで、桜木さんの話には続きがあるんです。

近藤　はい、ぜひ聞かせてください。

岸本　退院して一年後ぐらいに、お父さんが亡くなって最期を看取りましたという手紙が来ました。それが一区切りとなって、息子さんもだんだん仕事もするようになって、独り立ちしていって、といったことも伝えてくださいました。でもその後、あるときから突然手紙が来なくなったんです。どうしたんだろう、と思っていたのですが、もう来なかった。私は、彼女が退院した数カ月後にその病院を離れて大学に戻りました。そのため、彼女と病院で会ったりということもなく、手紙以外には彼女の状況を知るすべはありませんでした。でもまた三年後に、私はその同じ病院に戻ることになったんです。

そして戻って一、二年のうちのことだったと思います。病院の廊下を歩いていたときに、彼女が車椅子に乗っていて、それを息子さんが押して歩いているところにすれ違ったんです。「あ」と思ったものの、桜木さんは私を見ても全然わからない様子でした。それで「あれっ？」と思って、息子さんに挨拶したら、息子さんが言われたんです。「最近、全然わからなくなってしまって、神経内科でちょっと調べてもらおうと思って来たんです」と。

入院しての精査の結果、白質脳症とのことでした。白血病治療に伴う放射線治療と抗がん剤治療による白質脳症でした。脊髄の中に直接抗がん剤を入れる治療や放射線による治療をたくさんやっていたので、それで脳の細胞がダメージを受けて脳症が起きてしまったようでした。その後だんだんと意識が落ちていかれました。周りのことも、自分が誰なのかもわからなくなって、もちろん私の顔を見てもわからないようになられました。そして呼びかけても反応がなくなり、まもなく、昼も夜も、すやすやと眠っておられるような状態になった。彼女のその姿を見て、私は、なんとも言えない気持ちになりました。

近藤　その後、その状態のまま亡くなられたのでしょうか。

岸本　転院されたのでその後の消息を確認できてはいませんが、おそらく、その状態から亡くなられたのではないかと思います。

近藤　白血病としては、寛解のまま。

岸本　はい。桜木さんの姿を思い出すと、何か、幸福も苦しみも超越したような境地に行かれたのかなという気もします。

その過程で確かに、幸福を感じる時間を持たれていたように思うし、それは、やはりよかったなと思います。しかし、何をもって幸福とするかは簡単に言えることではありませんよね。結論のようなものを持つのではなく、ただ桜木さんとの出会い、そして彼女の人生を、自分の心の中に留めておきたいという気持ちです。

おわりに

近藤雄生

岸本先生との対話の最後の回がいよいよ終わろうというとき、先生が、そういえばこのことも話しておきたかった、といった様子で、こう言われました。「『風の谷のナウシカ』はご覧になりましたか?」と。先生は、一九八四年に公開されたこのアニメ映画に、とても強く影響を受けてきたとのことでした。

『風の谷のナウシカ』は、人間の高度な文明が戦争によって崩壊してから千年が経ったあとの世界の話です。地球上には菌類からなる森「腐海（ふかい）」が広がり、あたり一面は菌類が放出する「瘴気（しょうき）」という有毒ガスで覆われている。そのなかで人間がかろうじて生きている時代が舞台となっています。

主人公のナウシカが暮らすのは「風の谷」という小さな国で、その国の人たちは、腐海やそこに生息する生物たちと共存しようとしています。一方、「トルメキア」という大国は、それらをすべて焼き尽くして再び人間が支配する世界へと戻すべきだと考えている。そうしたなかで、ペジテという別の小国でのある出来事がきっかけとなって、トルメキアは腐海を焼くために動き出します。その結果トルメキアはペジテと風の谷を攻めることになり、ナウシカは、トルメキアを止め、腐海や生物たちを殺させないために力を尽くす……という具合にストーリーが展開していきます。

岸本先生は、この映画に自身の治療観が集約されていると言います。たとえば、腐海やそこに生息する王蟲（オーム）という生き物のイメージはがんと重なり、それらへのナウシカの対峙（たいじ）の仕方は、岸本先生ががん患者に向き合うなかで経験してきたことに重なると。この映画は、医師としてのあり方の指針を示してくれているようでもあり、それゆえに岸本先生は、普段アニメはあまり見ないものの、『風の谷のナウシカ』だけは三〇回以上も見たそうです。

映画の複数の場面について、各シーンがどのように先生の治療観とつながっているかを具体的に話してくださいましたが、そのなかで挙げられた場面の一つが、トルメキアが風の谷の人たちを捕虜として飛行機で連行していくところでした。

風の谷の人たちを乗せたトルメキアの飛行機は、飛行中、ペジテの飛行機による襲撃に遭います。危機的な状況に陥って腐海の中へと墜落しそうになり、そのなかで風の谷の兵士たちがパニックになる。その様子を見て、ナウシカは自身の飛行機で近づいていきます。そして、瘴気が立ち込め、マスクをしてなければならない場であるにもかかわらず、ナウシカは、マスクを外して兵士たちに向かってにこっと笑う。それを見て兵士たちは、「姫様が笑っているなら助かるかもしれない」と、ナウシカの指示通りに動き出し、機体を軽くするために積み荷を捨てていくのです。

岸本先生は言います。そのときのナウシカのように、何かはっきりとした解決策などがあるわけではなくとも、にこっとできて、患者さんたちにちょっといい顔になってもらえたら、という思いがある、と。

実際に最近、そういうことがあったと言います。

八八歳の女性が、老人ホームからちょっとした処置のために病院に来たところ、がんがあることがわかり、進行もしていたのでそのまま入院することになった。しかし「もう死にたい」「終わりにしたい」と言っているということで、岸本先生が話を聞きに行ったとのことでした。

何を話すというわけではなく、とにかく彼女の話を聞いていると、だんだんと事情がわかっていった。できることは限られていたものの、その後、ただ毎朝、決まった時間に病室に行って、声をかけて少し話して、にこっと笑いかけることを続けていった。すると、先生が笑うものだからつられて女性も笑うという感じになり、三、四日くらいして、女性は少し落ち着いてきた。そうしてその後転院して、元いた施設に戻られたとのことでした。気持ちの部分が安定してくると、他のいろいろなことも動くようになっていくんですね、と岸本先生は言います。

二〇二一年から二三年にかけて岸本先生と対話を重ねてきたなかで思うのは、先生はいつも、患者さんが生きてきた人生、抱えている困難や、心の中にある不安や心配に対して、敬意があり、謙虚であるということです。それぞれの患者さんが抱えている困難は、他者である自分に簡単に理解できるものではない。決してわかった気になってはいけない。各々の人生へ最大限の想像力を働かせて理解しようと試みながらも、わからないということを大切にして接されているのだろうということを感じてきました。

科学的に説明できることと説明できないことの境界線をはっきりと意識し、科学で説明できることは緻密に論理を組み立てて説明する。と同時に、科学で説明できないことについては、説明できないから無視したり、ないものとしたりはせず、むしろ、自分には知り得ない何かがあるのかもしれない、と考えて尊重する。そんな姿勢を一貫して感じました。

先生のそのような姿勢に、お話を聞きながらたびたび心を打たれました。語られたいくつもの言葉が、心に刻まれました。そしてその核には何があるのかと考えました。

それはきっと、「弱さ」への自覚なのではないか。それこそが先生を現在のような医師にしているのではないか。私はそう思うに至りました。


ちょうどこの「おわりに」を書き出そうというころ、音楽家の坂本龍一(りゅういち)が亡くなったことを知りました。自分は彼の熱心なリスナーであったというわけではなく、有名な楽曲を知っているというくらいでしたが、出身の中学校が同じだったということもあってなんとなく身近に感じていました。そして、彼について書かれた記事や彼自身が書いてきた雑誌の連載などを読む中で、朝日新聞の記事に次のような記述があるのが心に留まりました。坂本が二〇一四年に中咽頭がんになって闘病していたときのことです。少し長いですが、以下に引用します。

闘病中の様子に驚いた。

「実は痛くてね。医師の前で大泣きして、治療をやめたいって訴えた」とその時だけ小さな声で恥ずかしそうに告白してくれた。まさか。「もともと痛みに弱くて。人生で一番つらい痛みだった。恥ずかしいけど本当に大泣きしてしまったんですよ」と、世界の坂本龍一がまるで親戚のおじさんのように語り始めた。

なんてフラットで素直な人なのだろうと、また驚いた。

（中略）

「痛みに弱い」ということは、敏感で繊細。坂本さんは、「痛みだけじゃなくて（笑）、例えば音にも敏感なので雑音がする空間をなるべく避けるようにしている」とも言っていた。

そして自らの痛みだけではなく、他者の痛みにも敏感なのだと思った。だから音楽活動にとどまらず、憲法、平和、反原発、環境問題と人間や生きとし生けるものを「痛めてはいけない」と発言し、国会議事堂前のデモに参加するなど常に行動し続けた。

痛みを自分事として受け止める。あらゆる命に対する深い尊敬の念が通底していたのではないだろうか。

実際そう尋ねると、「そうかもしれませんね。私も若い頃はやんちゃで人の心も傷つけたこともある。でも年を重ね、がんも経験して、痛みがよく分かるようになった。そして子ども世代のためにと考えるようになりました」と答えた。

（朝日新聞デジタル　二〇二三年四月三日掲載）

痛みに弱いということが、坂本自身を他者の痛みに対して敏感にした――。それは自分にとってすんなりと入ってくる視点でした。岸本先生との対話の数々が、心に蘇ったのでした。

人間を人間たらしめるもの

本書でも触れたように、岸本先生は、現在の医療において、エビデンスの比重があまりにも大きくなっていることにたびたび警鐘を鳴らしてこられました。一人ひとりの病状の経過には、決してひとくくりにはできないさまざまな展開がありうるのに、エビデンスが重視されすぎてきた結果、エビデンスがないことはないものとされ、数値化できないものは考慮の外に置かれるようになってしまった。つまり、エビデンスを意識しすぎるようになったことで、目の前の患者の症状や訴えが置き去りにされているのだ、と。

そのような状況は現在、医療のみならずあらゆる分野に起きています。デジタル技術が急速に発展するなかで、いまや人間も自然も、あらゆる能力や出来事が数値化、データ化されて評価・分析されるようになった。それらのデータをもとに、何もかもが商品化され、金銭的価値に置き換えられる。商品化が難しいものや効率的ではないものは、金銭的な利益を生まないために、どうしても置き去りにされてしまう。

しかし、だからこそ逆に、数値化も商品化も効率化もできないことの大切さがいま、とても増しているように感じます。データ化されているものはもはやすべてＡＩに取り込まれ、人間とは勝負にならない速度で処理されるようになりつつある現在、データ化できない個別性や個々の体験こそ、人間を人間たらしめるものであり、そこにこそ私たちは意識を向けていかなければならないように思います。そしてそのようななかで重要な意味を持つものの一つが、あるいは人の弱さなのではないかと、私は最近思うようになっています。

人間は、年齢とともに体が衰え病気になる。そのことは、人間の精神や考え方に大きな影響を与えます。体が衰え、死に向かっていくからこそ人間には人間の思想や文化があるんだと最近、自分自身の体の衰えを感じるほどに実感します。人間は、物理的な限界や弱さがあるから人間である。そして、弱さがあり、衰えていくからこそ、私たちは他者を思い、そのいたみを知り、互いに寄り添えるのではないかと思うのです。

岸本先生は、自身の弱さを決して隠そうとせず、むしろ弱さに向き合うことによって、他者への想像力を広げようとしているように見えます。そんな先生と対話を重ねることによって、私自身にもまた変化がありました。

コロナ禍の影響もあったのか、私は最近、精神面があまり安定しないことを感じていました。二〇二二年には、三〇年近くぶりに、心療内科に行くことになりました。高校卒業後に一年間予備校生活を送っていた間に、吃音（きつおん）を含め、精神面でのしんどさが重かった時期に一年近く通って以来のことでした。だからどうということではないのですが、そんな時期に一方で、こんなことを思うようにもなりました。

それは、落ち込んでいてつらいときというのはしんどいけれど、でも、そのようなときに自分が考えていることのほうが、調子がいいときに考えていることよりも好きかもしれない、ということです。自分にしんどさがあるときのほうが、人のしんどさに敏感になれるような、気持ちに寄り添えたり優しくなれたりするような気がするからです。数値化できない、簡単には推し量れない、個々人の抱える困難や問題に、想像力を広げられるような気がするのです。

そのように自覚的に思うようになったのは、ここ一、二年のことです。そしてふと思ったことがありました。それは、岸本先生と対話を重ねてきたことが、そのきっかけになったのかもしれないということです。

私もまた、岸本先生との対話のなかで、一つの救いを得ていたのかもしれません。

ともに明日へと踏み出すために

岸本先生との対話はさまざまな話題に広がりました。そのなかで常に自分が考えてきたのは、いたみのある人と向き合うとはどういうことか、相手の困難を受け止めるとはどういうことか、ということです。

そこに何か答えのようなものがあるわけではないでしょう。ただ対話を経て、いま自分なりに思うのは、それはすなわち、自分自身の弱さやいたみと向き合うことなのではないか、ということです。

自分の弱さに向き合うことで、他者のいたみへの想像力が広がる。そうして両者が互いに弱さやいたみへと向き合う状態になることで、互いが互いに相手を思いやれるようになり、両者がともにまた、明日へと踏み出せるようになるような気がするのです。

つまり、自分の弱さやいたみは、自分にとっての救いでもあるのかもしれません。

第五章の冒頭に、自分は長い旅の日々を経て、終わりがあるからこそ感動がある、と思うようになったと書きました。

それと同様に、いま思います。

人には弱さやいたみがあるからこそ、幸せがあるのかもしれない、と。

＊

この本は、岸本先生と私が対話を重ねた内容をもとにまとめたものです。文章を書いたのは基本的に私ですが、岸本先生のお話を伝えるための本であり、自分はあくまでも聞き手です。ただ、聞き手を務めることを通じて私自身、さまざまなものを得ることになりました。

共著としている以上、著者の一人がもう一人の著者に謝辞を述べるのは奇異なことかもしれませんが、多くの気づきや発見、自分自身にとっての救いをくださった岸本先生に、心より感謝申し上げます。

一度、対話の際に、私が家族の話をして思わずこみ上げ、しばらく何も言葉を発することができなくなったことがありました。そのとき、ただじっと温かい眼差しで待っていてくださった先生の姿に、何か安心するものを感じました。先生が向き合ってこられた多くの患者さんたちも、こんな気持ちで先生に内面を語られたのかもしれない。ふとそう想像しました。

そしてこのような機会が得られたのは、創元社の内貴麻美さんの企画と伴走に多くを依っています。執筆を進めるにあたってたくさんの貴重な助言や提案をいただきました。深く御礼申し上げます。

読者のみなさまが本書からなんらかの気づきなどを得られていますことを、そして岸本先生の思いが十分に伝わっていますことを、願っています。

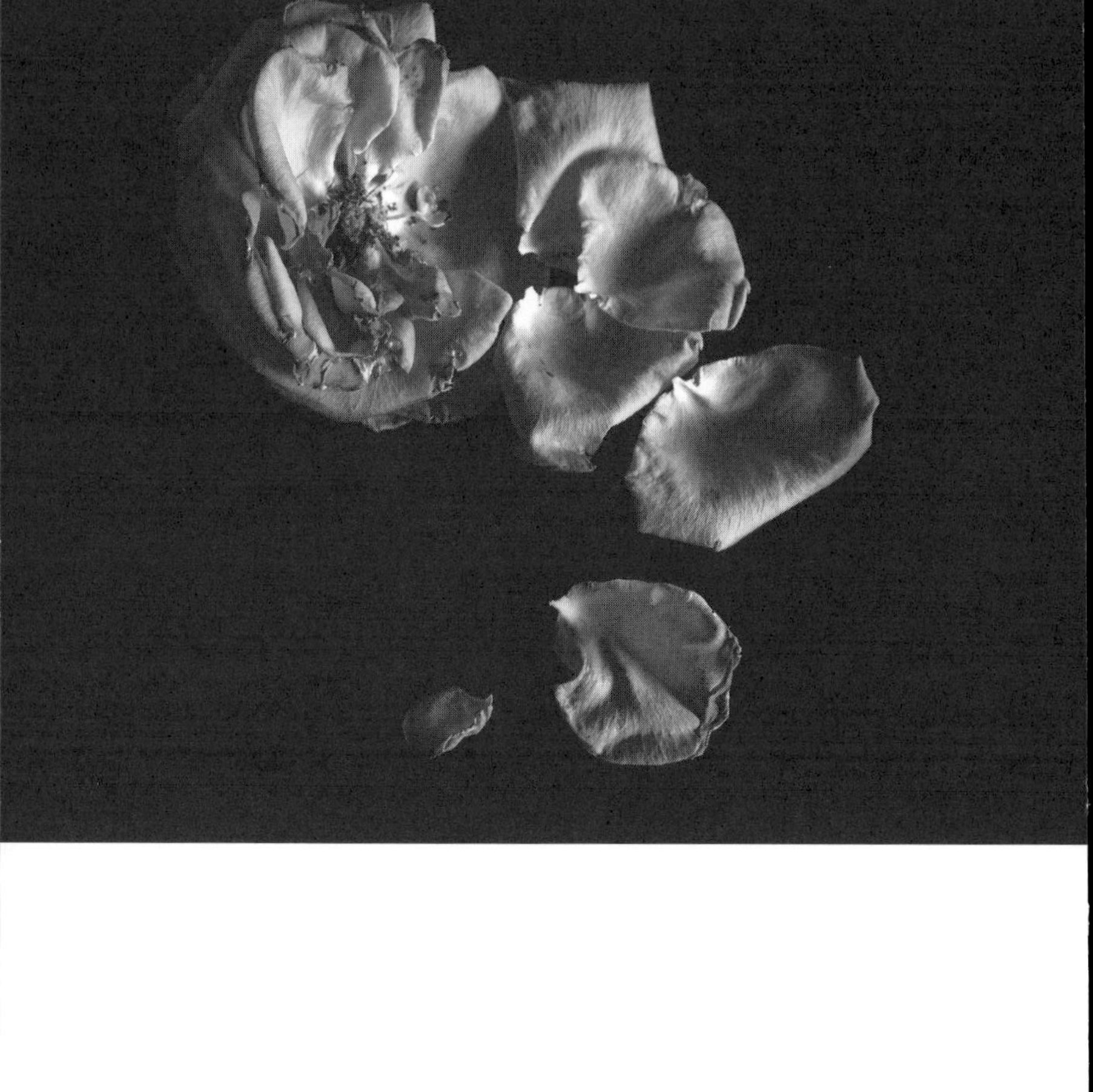

おわりに

岸本寛史

二〇二一年一〇月四日、創元社編集局出版企画部（当時）の内貴麻美さんから突然、メールをいただいた。拙著『迷走する緩和ケア』に共感してくださり、専門書の枠を超えて私の思いを多くの読者に届けたいとのことだった。具体的には、『吃音（きつおん）』を書かれたノンフィクション作家の近藤雄生さんを聞き手に迎え、一緒に本を作りたいとのご提案だった。

私は、これまで著書をまとめる際、基本的には、読者として専門家を想定して書いてきた。医学を専門としない人が読んでもある程度のことが伝わるように配慮したつもりだが、基本的には専門家向けの著書とした。それは私なりの線引きであった。不特定多数の聴衆に向かって自分の主張をアピールするのは苦手ということもあるが、万が一、本が売れて名が知られるようになったら診療がやりづらくなることも危惧した（自意識過剰と思われても仕方ないが、一応さまざまな可能性を考えて備えておくに越したことはないと思ってのことである）。診療の場面では、名医に治してもらえる、と期待が高まると、つまり医師に対する期待値が上がると、患者元型が賦活され、患者の中にある医師的な要素が眠ってしまう（第五章参照）ので、やりづらくなると思った。本書が一般の読者を想定していると聞いて、二の足を踏む気持ちが生じた。

それでも、内貴さんのお申し出には心をくすぐられるところがあった。内貴さんがおられる創元社からは『緩和ケアという物語』という著書を出版していただいたが、（内貴さんにとって）自社の本ではなく、他社の本を通して私のことを知ってくださったという経緯にまず心が動かされた。さらに、編集者としてのご自身の姿勢を伝えるために紹介された取材記事（https://book.asahi.com/jinbun/article/14382795）を読んで、特に実践知に惹かれるというその姿勢に強く共鳴した。おまけとして、そこに内貴さんのデスクの写真が掲載されていたのだが、平積みされている本の一番上に私の『緩和のこころ』（これも内貴さんからすれば他社の本）が置かれていたことも私の気持ちをあと押しした。その他にも諸々の要因が重なり、シンクロニシティを感じたので、内貴さんとお会いしてお話を伺ってみたいという気持ちになった。

内貴さんにお会いする前に、近藤さんの著書も拝読した。ご自身の経験もふまえてノンフィクションの書物を書くというのはかなり大変な作業だっただろうと推察できたし、さまざまな面に配慮して丁寧に書かれていた姿勢に心を打たれた。インタビューやテレビ出演がその後のその人の人生にどのような影響を及ぼすかにも目が届いており、また、一方で、吃音の治療の歴史や医学的観点もちゃんと踏まえておられ、バランスよく書いておられたので（私がこのような評を述べるのは大変僭越なのだが）、こちらの心を抉られるようなことはないだろうと思った。ただ、以前、痛い想いをしたことがあったので、反射的に身構えてしまったのである。

しかし、それはまったくの杞憂であった。近藤さんは、記憶に基づいて文章をまとめてほしいという私の求めに誠実に応えてくださった。そして、私はとても自然に話すことができたと思う。もちろん、近藤さんの人柄やライターとしての姿勢が根本にあることは疑いようがないが、記憶に基づいて、というリクエストについても、近藤さん自身も自らの経験から既にそのような感触を持っておられたことがあと押ししてくれたと思う。

インタビューの聞き手は聞くことに前のめりになりがちだが、記憶に基づいて後で記録を残そうという意識が働くと、前のめりな姿勢に少しブレーキがかかる。そうしてできるスペースに語り手の物語が展開する隙間が生まれるのだと思う。心理療法家が基本的に記憶に基づいて記録を残すことからその訓練を始める理由もその辺りにあるのではないかと思う。医療者もこのことを意識的に行うことができるようになれば、それだけで患者の話の聞き方が自然に変わってくるのではないかと思う。さらに、記録媒体の助けを借りる場合でも、記憶に基づいてという基本姿勢が聞き手にあれば、記憶媒体も生きる。ともあれ、色々と質問を受けながら、自分のことを振り返る良い機会となったし、出来上がってきた文章を拝読してもまったく違和感がなかった。

ナラティブとエビデンスについても一言添えておきたい。私の恩師の斎藤清二先生（当時富山大学保健管理センター教授）とは、ナラティブ・ベイスト・メディスン（NBM）やナラティブ・メディスンを紹介する仕事をご一緒させていただいたが、齋藤先生はエビデンスにも相当詳しく、エビデンス・ベイスト・メディスン（EBM）がNBMと対立するものではないこと、本来のEBMが個別性を大切にすることを強調されていた。それはその通りなのだが、ほとんどの医療者はEBMとはエビデンスのある治療を行うことだと考えており、この誤解に対抗するためにも、私はここ数年、あえて「エビデンス」の弊害に焦点を当て、ナラティブとエビデンスを対立させるという構図で論を展開している。本書にもその調子がそのまま残っていて、学会の否定的な側面を過度に強調している部分があることは否めないが、そうしないとエビデンスの波に呑まれてしまうという危機感に駆り立てられてのことと受け止めて、ご容赦いただきたい。

本書のタイトルにある「いたみ」はひらがなで書かれている。医学では、心の痛み、体の痛み、社会的な痛み、スピリチュアルペインなどと痛みも分けて考える傾向がある。しかしひらがなの「いたみ」はこれらを分けずに包含しているように思われたし、さらには「痛み」だけでなく「悼み」や「傷み」といった意味も含まれてくるので、私が日々臨床で向き合っていることとも適合する。本書がなんらかの「いたみ」を感じている人に、ヒントになる部分があるのであれば、著者の一人として大変嬉しい。本書のような企画を着想し、練り上げていただいた内貴さんと、絶妙な聞き手かつ受け手を務め、私の意図を精確に汲み取って文章にしていただいた近藤さんに心からの感謝を捧げたい。

参考文献

本文で引用したものを含む主要な参考文献

アドルフ・グッゲンビュール＝クレイグ（著）、樋口和彦、安溪真一（訳）『心理療法の光と影　援助専門家の《力》』創元社、二〇一九年

エリザベス・キューブラー・ロス（著）、鈴木晶（訳）『死ぬ瞬間　死とその過程について』中央公論新社、二〇二〇年

カレン・カプラン＝ソームズ、マーク・ソームズ（著）、岸本寛史（訳）『神経精神分析入門　深層神経心理学への招待』青土社、二〇二二年

河合隼雄『明恵　夢を生きる』講談社＋α文庫、一九九五年

岸本寛史『癌と心理療法』誠信書房、一九九九年

岸本寛史『緩和ケアという物語　正しい説明という暴力』創元社、二〇一五年

岸本寛史『迷走する緩和ケア　エビデンスに潜む罠』誠信書房、二〇一八年

岸本寛史『がんと心理療法のこころみ　夢・語り・絵を通して』誠信書房、二〇二〇年

岸本寛史『せん妄の緩和ケア　心理面への配慮』誠信書房、二〇二一年

コーシン・ペイリー・エリソン、マット・ワインガスト（編）、小森康永、栗原幸江、岸本寛史、坪野圭介（訳）『人生の終わりに学ぶ観想の智恵　死の床で目覚めよという声を聞く』北大路書房、二〇二〇年

フョードル・ドストエフスキー（著）、原卓也（訳）『カラマーゾフの兄弟　上』新潮文庫、一九七八年

マーク・ソームズ（著）、岸本寛史、佐渡忠洋（訳）『意識はどこから生まれてくるのか』青土社、二〇二一年

山中康裕『少年期の心　精神療法を通してみた影』中公新書、一九七八年

Guyatt, G. H. (2012) *TEDxMcMasterU*: Dr.Gordon Guyatt. [https://www.youtube.com/watch?v=uECtwlib4a8]
Morita, T. (2004) Differencce in physician-reported practice in palliative sedation therapy. *Support Care Cancer*, 12(8), 584-592.
Morita, T., Konaga, M., Adachi, I., et al. (2004) Family experience with palliative sedation therapy for terminally ill cancer patients. *J. Pain Symptom Manage*, 28(6), 557-565.
Sakett, D. L., Rosenberg, W. M. C., Gray, J. A. M., Haynes, R. B., & Richardson, W. S. (1996) Evidence based medicine: What it is and what it isn't. *British Medical Journal*, 312, 71-72.

執筆に当たって参考にした関連書籍

岸本英夫『死を見つめる心』講談社文庫、一九七三年
國頭英夫『死にゆく患者(ひと)と、どう話すか』医学書院、二〇一六年
小堀鷗一郎『死を生きた人びと　訪問診療医と355人の患者』みすず書房、二〇一八年
東畑開人『なんでも見つかる夜に、こころだけが見つからない』新潮社、二〇二二年
西智弘『がんを抱えて、自分らしく生きたい　がんと共に生きた人が緩和ケア医に伝えた10の言葉』ＰＨＰ研究所、二〇一九年
宮野真生子、磯野真穂『急に具合が悪くなる』晶文社、二〇一九年
森田達也『緩和ケア・コミュニケーションのエビデンス　ああいうとこういうはなぜ違うのか?』医学書院、二〇二一年

近藤雄生　こんどう・ゆうき

1976年東京都生まれ。東京大学工学部卒業、同大学院修了。2003年、旅をしながらライターとして活動しようと、結婚直後の妻とともに日本を発つ。オーストラリア、東南アジア、中国、ユーラシア大陸で、5年以上にわたって、移動・定住を繰り返しながら月刊誌や週刊誌にルポルタージュなどを寄稿。2008年に帰国。以来、京都市を拠点に執筆する。著書に『吃音 伝えられないもどかしさ』（新潮文庫）『旅に出よう』（岩波ジュニア新書）『遊牧夫婦』（角川文庫／ミシマ社）『まだ見ぬあの地へ』（産業編集センター）『10代のうちに考えておきたい「なぜ？」「どうして？」』（岩波ジュニアスタートブックス）『オオカミと野生のイヌ』（共著、エクスナレッジ）などがある。大谷大学/放送大学 非常勤講師、理系ライター集団「チーム・パスカル」メンバー。ウェブサイト https://www.yukikondo.jp/

岸本寛史　きしもと・のりふみ

1966年生まれ。1991年京都大学医学部卒業。内科医。富山大学保健管理センター助教授、京都大学医学部附属病院准教授を経て、現在、静岡県立総合病院緩和医療科部長。主な著書『せん妄の緩和ケア』『迷走する緩和ケア』『がんと心理療法のこころみ』『バウムテスト入門』『緩和のこころ』（誠信書房）『緩和ケアという物語』（創元社）『ニューロサイコアナリシスへの招待』（編著、誠信書房）『がんと嘘と秘密』（共著、遠見書房）。主な訳書『神経精神分析入門』（青土社）『意識はどこから生まれてくるのか』『なぜ私は私であるのか』『ユングの『アイオーン』を読む』『キリスト元型』（共訳、青土社）『ナラティブ・メディスン』（共訳、医学書院）『バウムテスト［第3版］』『関係するこころ』（共訳、誠信書房）ほか。

いたみを抱(かか)えた人(ひと)の話(はなし)を聞(き)く

二〇二三年九月一〇日　第一版第一刷発行

著者　近藤雄生　岸本寛史

発行者　矢部敬一

発行所　株式会社　創元社

本社　〒五四一―〇〇四七
大阪市中央区淡路町四―三―六
電話(〇六)六二三一―九〇一〇(代)

東京支店　〒一〇一―〇〇五一
東京都千代田区神田神保町一―二　田辺ビル
電話(〇三)六八一一―〇六六二(代)

ホームページ　https://www.sogensha.co.jp/

装丁・組版　納谷衣美

カバー・本文写真　Naama Amirav

印刷　モリモト印刷

ISBN978-4-422-11812-3　C0011